Sabrina Herber
Eliane Zimmermann

Aromathérapie pour les enfants

100 préparations pour tous les jours

Delachaux et Niestlé

Avertissement de l'éditeur
La responsabilité de l'éditeur de cet ouvrage ne saurait être recherchée en cas de réaction iatrogène, quelle qu'en soit la nature ou la sévérité, ayant pu suivre l'emploi des produits et des formulations présentées dans ces pages, que ce soit par administration systémique ou par application topique. Elle ne pourra l'être non plus en raison d'une efficacité insuffisante des préparations et des techniques préconisées en regard des pathologies et des troubles traités. Il est rappelé que l'emploi des huiles essentielles, quels qu'en soient l'origine, la qualité, la concentration et le type d'usage, est généralement déconseillé chez le jeune enfant en France.

Avertissement des auteures
Les conseils, informations et enseignements contenus dans le présent ouvrage sont le fruit de l'expérience des auteures et ils ont été soigneusement mis en pratique et vérifiés. Les auteures avertissent qu'il appartient au lecteur de prendre ses responsabilités quant à la mise en pratique des suggestions qui lui sont faites.

Sommaire

Les formules 57

Des connaissances utiles 123

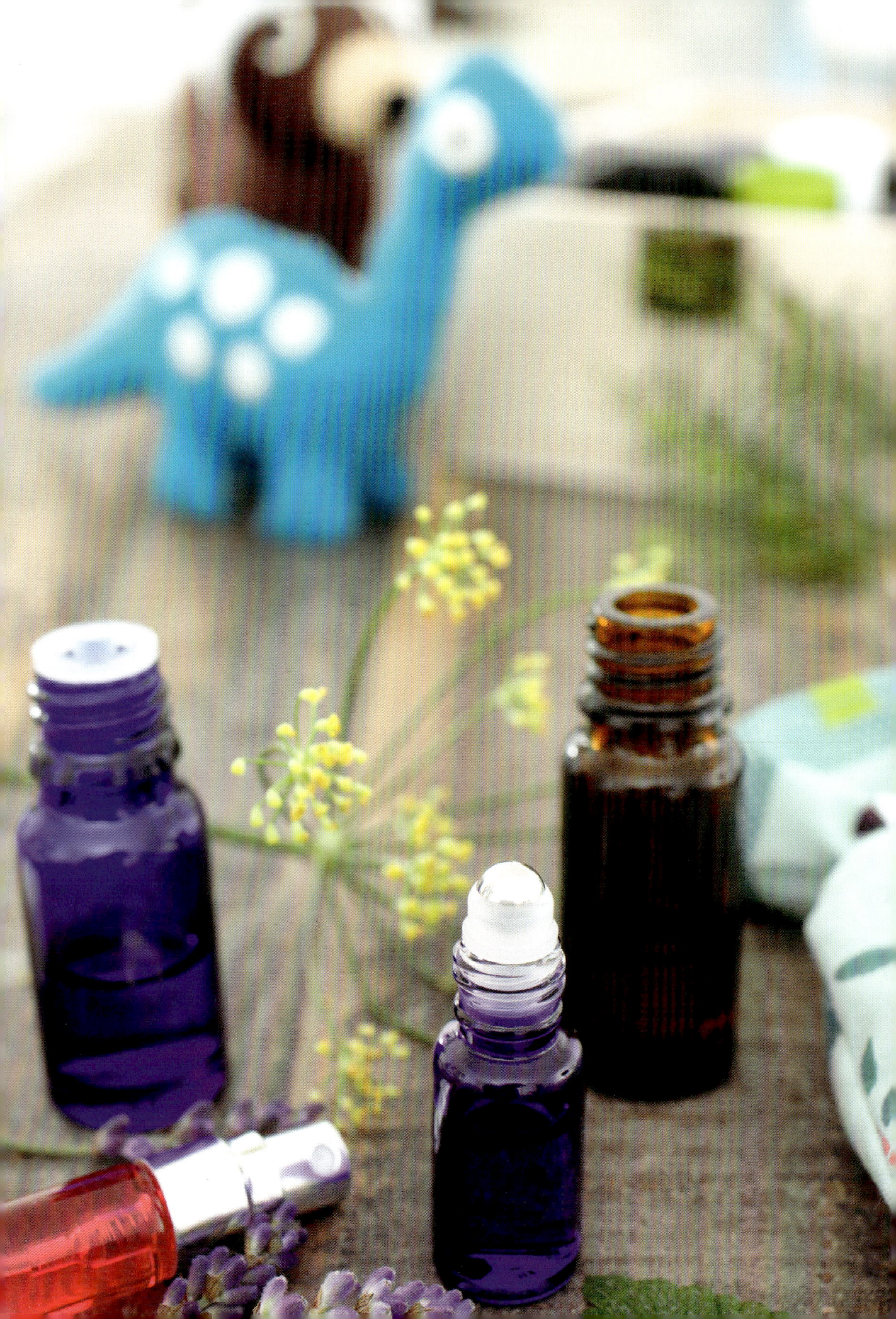

Soulager avec les essences aromatiques

Deux auteures, soit six enfants en tout. Cela multiplie les joies, la sollicitude et l'amour par six. Mais aussi l'anxiété, la détresse, le stress et les nuits sans sommeil ! Nous sommes familiarisées avec les coliques du nourrisson, les poussées dentaires, les douleurs de croissance, les phases d'opposition, les cauchemars, la dyslexie, l'acné juvénile et les chagrins d'amour. Et, comme beaucoup de jeunes parents, nous avons développé un mode de vie équilibré avec notre premier-né : nous l'avons nourri sainement, avons appris le nom des polluants environnementaux, avons jonglé entre la fascination et le danger que représentent les réalités virtuelles, et nous employons depuis plus de vingt ans des huiles essentielles (qui ne sont pas grasses) et des huiles végétales (qui le sont), ainsi que des hydrolats.

Nous avons appris l'art de l'aromathérapie auprès de sommités de toutes nationalités. C'est pourquoi nous diluons les essences naturelles avec précaution, en nous procurant des produits bio et en les protégeant comme de véritables trésors. En tant que jardinières et distillatrices amatrices, nous savons à quel point chaque goutte d'huile essentielle est précieuse.

Nous consultons aussi les réseaux sociaux et sommes effrayées de voir les conseils inadaptés et parfois dangereux que l'on peut y trouver. Certains recommandent même aux parents inexpérimentés d'employer des huiles essentielles non diluées « tout simplement pour renforcer les défenses immunitaires » et préconisent leur utilisation pour les organismes les plus sensibles. Cela tend à laisser croire que les huiles essentielles sont des produits anodins.

Nous avons donc entrepris spontanément de lutter contre ces tendances en créant sur Facebook – où les jeunes parents sont souvent en quête de conseils – le groupe aromaMAMA. En moins d'un an, nous comptions plus de deux mille membres. Et quel plaisir de constater que les recommandations de praticiennes expérimentées, qui ne cherchent pas à faire de profit, sont encore appréciées !

Par un heureux hasard, nous avons eu l'opportunité de publier ce guide pratique destiné aux jeunes parents. Nous espérons que les préparations adaptées et les informations qu'il contient vous seront de la meilleure utilité dans toutes les étapes de la vie de vos jeunes enfants.

Profitez de nos conseils pour les accompagner avec des soins doux et fiables. Avec des huiles essentielles adaptées, vous verrez que c'est un jeu d'enfants !

Eliane Zimmermann & Sabrina Herber

Qu'est-ce qu'une huile essentielle ?

Si les huiles végétales riches en calories constituent les réserves d'énergie de la plante, les essences aromatiques ont, elles, une fonction différente. Dépourvues de calories, ces substances volatiles ont leur place dans la « pharmacie maison ».

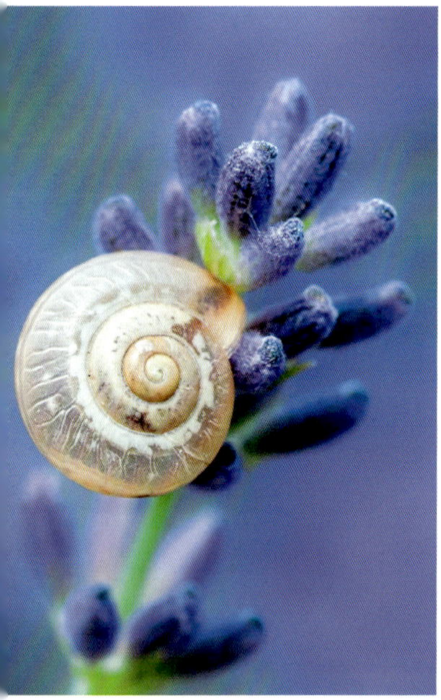

Les huiles essentielles déplaisent à la plupart des ennemis des plantes.

D'où viennent les huiles essentielles et à quoi servent-elles ?

Les huiles essentielles sont un mélange de substances généralement recueillies par distillation ou entraînement à la vapeur d'eau.

Certaines essences d'origine florale ne peuvent être distillées que dans l'eau bouillante, dans laquelle les fleurs sont plongées. D'autres sont uniquement recueillies sous forme d'un extrait alcoolique : l'extrait de vanille ou de fève tonka, la cire d'abeille, la résine ou le benjoin sont ainsi fluidifiés.

L'obtention de la plupart des essences florales précieuses nécessite l'emploi de solvants plus ou moins toxiques, qui sont ensuite évacués par évaporation, livrant alors une « absolue » (de rose ou de jasmin par exemple) et non une huile essentielle.

Composées de plus d'une centaine de substances, la quasi-totalité de ces essences naturelles sont complexes dans leur action. La plante les produit comme substances secondaires, par exemple pour :

- dissuader les agresseurs ;
- attirer les insectes en vue de la pollinisation ;
- se protéger des maladies ;
- réagir contre les influences environnementales délétères, comme la sécheresse, la chaleur ou le froid ;
- communiquer avec d'autres plantes ou insectes.

Nos organes – le cœur, le foie, la peau et le système nerveux – étant pourvus de récepteurs, les huiles essentielles peuvent contribuer au traitement et à la prévention de certaines maladies et lutter contre les changements d'humeur.

Les essences naturelles sont des extraits hautement concentrés issus des organes de la plante – feuilles, fleurs, écorce, racines, rameaux et aiguilles. Elles sont pour ainsi dire l'exact opposé des remèdes homéopathiques ou des fleurs de Bach. L'action d'une seule goutte d'huile essentielle de menthe poivrée équivaut par exemple à celle de nombreuses tasses d'infusion de cette même plante.

Cette comparaison nous permet de mieux comprendre pourquoi les préparations contenant une ou deux gouttes d'huile essentielle sont suffisamment efficaces pour traiter certaines douleurs.

Quand on assiste à la distillation de plantes aromatiques ou médicinales, on est étonné par la quantité de plantes nécessaire à l'obtention d'un demi-litre d'huile essentielle. Une goutte de cette huile correspond souvent à une corbeille ou à une brouette de plantes aromatiques ou médicinales. Certaines huiles essentielles nous paraissent coûteuses, mais il faut savoir qu'une seule goutte d'huile de rose contient les pétales d'au moins trente roses. La dépense de 2 ou 3 euros pour une seule goutte de cette essence naturelle aux effets multiples n'est donc pas excessive.

Contrairement aux « huiles aromatiques » bon marché, que vous trouverez dans les supermarchés et autres boutiques, les huiles essentielles de qualité – de préférence biologique – sont distribuées par des fournisseurs établis. Vous pourrez vous les procurer en pharmacie et dans les boutiques bio ou encore les commander en ligne.

Des sosies de moindre qualité

Les essences synthétiques (souvent appelées « huiles aromatiques ») contiennent des molécules de solvants chlorés susceptibles d'irriter les voies respiratoires des bébés et des jeunes enfants (p. 12). Les états asthmatiques et les problèmes de peau en résultant comptent parmi les nombreux effets secondaires souvent évoqués et que confirment des travaux scientifiques. Ils peuvent également apparaître lors de surdosage d'huiles essentielles naturelles, notamment quand elles sont trop anciennes et oxydées. Il est toutefois très peu probable que celles que nous vous recommandons dans cet ouvrage nuisent à la santé de votre enfant.

Comment reconnaître la qualité ?

Ces dernières années, les étiquettes des huiles essentielles ont souvent été modifiées, ce qui n'aide pas le consommateur. Veillez à ce que figure la mention « huile essentielle 100 % pure et naturelle ». La présence d'un logo « Bio » est également rassurante (Demeter, Ecocert, etc.). Le nom scientifique de la plante et l'organe employé témoignent aussi de la fiabilité de la provenance. Pour l'orange, par exemple, cela nous permet de savoir s'il s'agit d'une huile issue de l'écorce, de la fleur ou des feuilles.

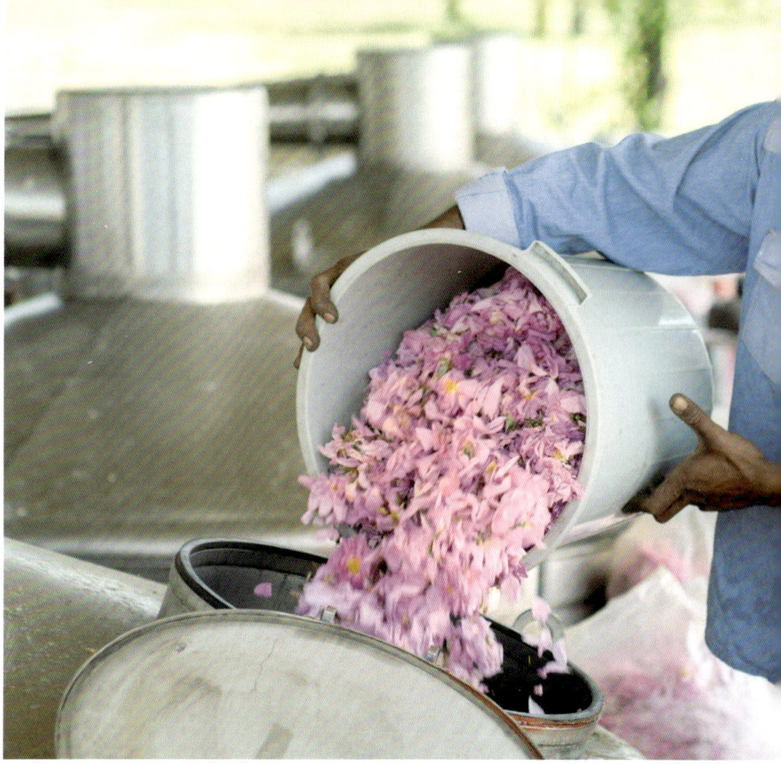

Les précieux pétales de rose doivent être traités immédiatement après la cueillette.

Pour la cannelle, sachez que l'huile d'écorce est extrêmement irritante pour la peau alors que celle des feuilles l'est moins. Les noms fantaisistes, tels que « Rêve de fleur de pomme » ou « Charme de lilas », signalent des produits artificiels.

Sur certains flacons figurent des mises en garde, sous forme de pictogrammes, qui n'inspirent pas confiance. Uniquement imposés par la législation, ils ne remettent pas en question la qualité du contenu. D'autres étiquettes recensent des substances telles que le linalol et le géraniol alors que « seule » de l'huile de lavande devrait remplir le flacon. De petites boîtes ouvertes accompagnées d'un chiffre ou encore la mention de la date de péremption sont parfois visibles. Des labels, ainsi que des indications thérapeutiques, peuvent être ajoutés. Il existe par ailleurs des huiles essentielles « alimentaires » spécifiant une date de péremption. Faisons la lumière sur toutes ces pratiques.

Voici les usages que les producteurs ou détaillants d'huiles essentielles peuvent déclarer :

- produit ménager ;
- produit cosmétique ;
- produit alimentaire ;
- médicament.

Si l'huile essentielle est déclarée en tant que *produit ménager* (par exemple pour les lampes diffusant des parfums, les flacons réservés aux toilettes ou les petits arbres à suspendre dans la voiture), les indications suivantes doivent figurer sur l'étiquette :

- nom botanique ;
- méthode d'extraction ;
- partie de la plante qui a permis de recueillir l'huile essentielle ;
- qualité (par exemple culture biologique, conventionnelle ou cueillette sauvage) ;
- description (par exemple huile essentielle 100 % pure et naturelle) ;
- pays d'origine ;
- recommandation d'emploi (par exemple parfum d'ambiance) ;
- durée d'utilisation après ouverture ;
- quantité ;
- consignes de sécurité (d'après la législation européenne, les substances chimiques – dont font partie les huiles essentielles – doivent être étiquetées et emballées dans le respect de la réglementation si le fournisseur les déclare en tant que produits ménagers) ;
- certification/organisme de contrôle ;
- numéro de lot ;
- pictogrammes de dangerosité et mise en garde appropriée selon la composition de l'huile.

LA QUALITÉ DEMETER
Demeter est la certification la plus fiable pour les produits issus de l'agriculture biodynamique, qui assure une protection de l'environnement relative au renouvellement des sols, de leur fertilité sur le long terme et de la diversité de la faune et la flore.

Si l'huile essentielle est déclarée en tant que *produit cosmétique* :

- nom botanique ;
- méthode d'extraction (par exemple distillation à la vapeur d'eau) ;
- partie de la plante qui a permis de recueillir l'huile essentielle ;
- description (par exemple huile essentielle 100 % pure et naturelle) ;
- pays d'origine ;
- pays de fabrication ;
- dosage recommandé (X gouttes dans 50 ml d'huile d'amande douce) ;
- INCI (nomenclature internationale des ingrédients cosmétiques) : liste des ingrédients dans l'ordre croissant selon leur dosage ;
- logo de cosmétique naturelle (par exemple Nature, BDIH, Demeter, etc.) ;

- durée d'utilisation après ouverture ;
- quantité ;
- consignes de sécurité ;
- certification/organisme de contrôle ;
- numéro de lot.

Si l'huile essentielle est déclarée en tant que *produit alimentaire* :
- liste des ingrédients ;
- usage, par exemple épice ;
- qualité ;
- date de péremption ;
- quantité ;
- consignes de sécurité ;
- numéro de l'organisme de contrôle ;
- numéro de lot.

La commercialisation en vente libre des huiles essentielles en tant que médicaments n'est pas une pratique répandue. En outre, elle est très coûteuse.

Les prescriptions en matière d'étiquetage dépendent du type d'homologation du produit. Cette démarche incombe au fournisseur. La législation impose des mentions précises.

Est-ce réellement justifié ? L'exigence de certaines mentions n'est-elle pas excessive ? Quoi qu'on en pense, elles sont censées protéger le consommateur. Il se peut tout à fait qu'une huile essentielle provenant d'un même lot soit commercialisée à la fois en tant que produit alimentaire, cosmétique et ménager. Pour la vente, il est impératif que les différents flacons comportent un étiquetage spécifique.

Outre les matières premières à partir desquelles un produit cosmétique est fabriqué ou qu'il contient naturellement (hydrolat ou huile essentielle), 26 molécules odorantes doivent être déclarées (actuellement), qu'elles soient issues d'un laboratoire ou d'origine naturelle. Pourtant, 18 d'entre elles proviennent d'huiles essentielles naturelles. Depuis 2005, ces substances doivent être

LE NOM VERNACULAIRE NE SUFFIT PAS TOUJOURS

Le nom botanique (ou nom scientifique) devrait toujours figurer à côté du nom vernaculaire (ou nom français) sur l'étiquette, car il apporte des précisions importantes sur la désignation de l'huile essentielle contenue dans le flacon. Écrit en latin, le nom botanique permet aux spécialistes d'identifier la plante sans risquer de se tromper. Il faut savoir que certains noms vernaculaires peuvent prêter à confusion. On peut notamment citer l'huile essentielle de lavande papillon (*Lavandula stoechas*) qui n'a rien à voir avec l'huile essentielle de lavande vraie (*Lavandula angustifolia*). Leur composition et leurs principes actifs comportent des différences notables !

mentionnées sur l'emballage quand elles excèdent un certain dosage (citral, linalol, géraniol, limonène, etc.). Autrefois considérées comme fortement allergisantes, elles ne sont plus jugées aussi problématiques aujourd'hui.

C'est pourquoi sur l'étiquette de l'huile de lavande vraie (*Lavandula angustifolia*), outre la liste des ingrédients, doit également figurer la présence de linalol et de géraniol, qui en sont pourtant des composants naturels. C'est exactement la même chose pour l'hydrolat de rose. On nous demande régulièrement pourquoi cet hydrolat contient de l'alcool benzylique, alors que nous en avons justement choisi un qui est dépourvu d'alcool : il s'agit également ici d'un composant naturel de l'hydrolat. Cet alcool parfumé n'a pas été ajouté. Quand un peu d'alcool a été mélangé à un hydrolat, cet ajout figure clairement sur l'étiquette (alcool éthylique, par exemple).

Les brebis galeuses

Malheureusement, certains fournisseurs malhonnêtes exploitent les législations auxquelles sont soumises des entreprises fiables. Dans le cadre d'une campagne publicitaire dénigrante, ils portent préjudice à des concurrents locaux établis, « prouvant » que leurs produits sont soi-disant de moindre qualité et présentant les leurs comme les meilleurs à des prix abusifs (lors de certains événements, des allégations médicales sont avancées, alors qu'elles sont proscrites dans de nombreux pays si les huiles ne sont pas homologuées comme des médicaments). En outre, ils apposent sur leur produit un sigle « maison », donnant l'impression au consommateur qu'il acquiert une huile essentielle de qualité thérapeutique « particulière ». Ils omettent bien sûr de préciser que ce sigle est une « invention » de leur entreprise et que la marque est protégée. Il est également faux de prétendre que les pictogrammes de mise en garde figurant sur l'étiquette indiquent que des substances étrangères et des additifs sont mélangés à l'huile essentielle et que cela est autorisé par la certification bio de l'UE.

Lors de l'achat d'huiles essentielles, tenez compte de l'étiquetage, comme vu précédemment, comparez les prix et choisissez des fournisseurs réputés. Les huiles essentielles ne peuvent jamais être bon marché, car elles nécessitent l'emploi d'énormes quantités de plantes.

Soyez prudent si une huile essentielle est présentée comme ayant une véritable action thérapeutique et méfiez-vous si on vous recommande de l'employer non diluée. Les spécialistes de l'aromathérapie préconisent toujours une dilution entre 0,5 et 3 %. L'ingestion d'huile essentielle relève du domaine de médecins expérimentés et n'est pas recommandée.

CRITÈRES DE QUALITÉ

Contrôlez la qualité des huiles essentielles, surtout quand elles sont appliquées sur la peau :

- Cultivées sans pesticides ni engrais, les plantes sont issues de l'agriculture biologique certifiée.
- Elles sont cueillies au meilleur moment.
- Lors de la distillation, elles sont traitées encore fraîches et dans leur état naturel. Pour certaines (clou de girofle, écorce de cannelle, poivre), le séchage est effectué dans les règles de l'art.

L'emploi des huiles essentielles

Les huiles essentielles peuvent-elles nuire à la santé de mon enfant ? Cette question est souvent controversée et âprement débattue sur Internet. Certains les diluent excessivement, tandis que d'autres, inconséquents, n'hésitent pas à les utiliser pures à des doses irritantes pour la peau.

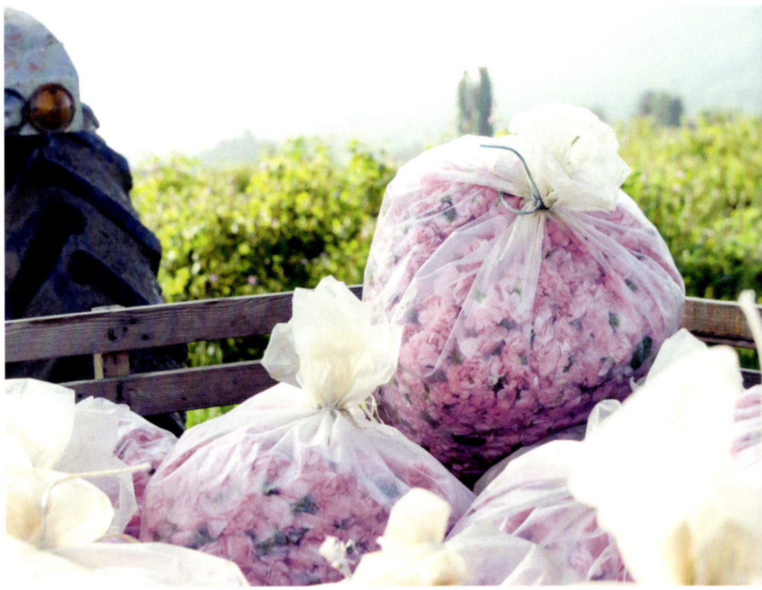

L'obtention d'huiles florales par distillation nécessite un gros travail lors de la récolte, car de grandes quantités de plantes sont nécessaires.

Un mélange réussi

Rarement employées pures, les huiles essentielles sont généralement diluées dans une huile végétale, un hydrolat ou de l'alcool. Leurs emplois sont multiples : en massage sur la peau, dans l'eau du bain, sur du sucre et des lingettes-doudous à inhaler, en spray, etc.
Vous trouverez tous nos conseils à partir de la page 56. Sélectionner les huiles essentielles pour son enfant est assez simple, dans la mesure où les petits, même les nouveau-nés, manifestent très tôt leur plaisir ou leur dégoût pour telle ou telle odeur. Nous traitons généralement les enfants de moins de 6 mois avec des hydrolats, des huiles végétales non parfumées, des tisanes et des préparations homéopathiques.
Par la suite, la plupart des huiles essentielles avec une dilution de 1 % (plus ou moins selon l'âge) sont tolérées quand elles sont appliquées sur la peau.

Rappelons toutefois qu'en France, l'usage des huiles essentielles est « déconseillé chez l'enfant ».

BAIN ET HUILES ESSENTIELLES
Avant de verser une huile essentielle pure dans l'eau du bain, où elle ne se diluera pas, mélangez-la avec de la crème fraîche ou du sel, qui servent d'émulsifiants.

DOSAGE DES HUILES ESSENTIELLES

Dans la plupart des cas, les huiles essentielles sont diluées avant emploi, surtout avec de l'huile végétale et des hydrolats. Plus l'enfant est jeune, plus leur concentration est réduite : moins de 1 an : 0,1-0,5 % | 1-3 ans : 0,5-1 % | 3-6 ans : 1-1,5 % | 6-10 ans : 1,5-2,0 %.
Les dilutions sont approximativement les suivantes :

Dosage	dans 10 ml ou 1 c. à s. d'huile végétale	dans 20 ml ou 2 c. à s. d'huile végétale	dans 30 ml ou 3 c. à s. d'huile végétale	dans 50 ml ou 5 c. à s. d'huile végétale
0,5 %	1 goutte	2 gouttes	3 gouttes	5 gouttes
1 %	2 gouttes	4 gouttes	6 gouttes	10 gouttes
2 %	4 gouttes	8 gouttes	12 gouttes	20 gouttes
3 %	6 gouttes	12 gouttes	18 gouttes	30 gouttes

Les enfants ne sont pas des adultes miniatures

Que les enfants soient petits ou grands, adaptables ou plus exigeants, ils ont des besoins propres et une place attitrée. Ce ne sont pas des adultes en modèles réduits. Depuis quelques années, la médecine conventionnelle insiste davantage sur ce point. C'est pourquoi il n'est pas simple de réduire ou de limiter le dosage de remèdes chimiques ou naturels. Certains produits ne sont tout simplement pas adaptés aux enfants. L'âge recommandé est donc souvent approximatif. Le poids et la taille sont des critères plus fiables quand il s'agit d'administrer des médicaments forts à des enfants souffrant de pathologies sévères.

Mesures de précaution

Dans la littérature spécialisée traitant de l'emploi des huiles essentielles, 99 % des mises en garde proscrivent leur ingestion, ainsi que leur application sur la peau quand elles sont trop peu ou non diluées. Dans ce guide, nous tenons compte des connaissances médicales enseignées dans le cadre de formations sérieuses, qui déconseillent vivement l'administration d'huiles essentielles par voie orale à des enfants de moins de 20 kg.

Elle peut tout au plus être préconisée dans des cas exceptionnels par des personnes compétentes et seulement quand il s'agit d'huiles essentielles certifiées bio issues de zones agricoles reconnues, ou homologuées en tant que produits alimentaires. En revanche, les hydrolats se prêtent idéalement à l'administration par voie orale. Une cuillerée à café d'hydrolat de mélisse mélangée dans un verre d'eau peut notamment concourir à apaiser les enfants hyperactifs (p. 52).

Le poids est un critère fiable dans la mesure où la croissance varie d'un enfant à l'autre. Le critère de l'âge est plus approximatif quand il s'agit d'administrer des huiles essentielles par voie orale.

Le cerveau en plein développement des bébés et des jeunes enfants est très sensible aux stimuli, et le système nerveux central peut donc être sollicité en excès par des huiles essentielles stimulantes nerveusement. Ce qui est susceptible de dynamiser le système nerveux et la concentration chez un adulte ou un grand enfant peut être neurotoxique chez un petit et provoquer un « court-circuit » au niveau des cellules nerveuses hautement réactives : des convulsions peuvent alors survenir. D'après une étude de 2004, les garçons seraient davantage sujets aux convulsions que les filles, car le développement de leur cerveau est différent.

Les huiles essentielles contenant des molécules à risque neurologique doivent être évitées chez les jeunes enfants (même en application sur la peau) :
- camphre de l'huile de romarin (parfois proposée sous le nom de romarin d'Espagne) ;
- pinocamphone de certaines hysopes bon marché (hysope couchée et non hysope officinale) ;
- pulégone de l'huile de menthe pouliot et d'« huiles de menthe » bon marché ;
- thuyone de l'huile de thuya et des huiles de sauge de moindre qualité.

Le salicylate de méthyle de l'huile de pyrola, ainsi que l'huile de bouleau sont inoffensifs chez les adultes mais peuvent être toxiques chez les enfants. Comme l'aspirine, elles sont susceptibles de provoquer un syndrome de Reye en acidifiant le sang.

Évitez d'appliquer sur le nez et la cage thoracique des bébés et des jeunes enfants des huiles dont l'inhalation est rafraîchissante, car elles comportent un risque de « suffocations » (chez les adultes, elles augmentent la respiration). C'est le cas des huiles contenant de l'eucalyptol (1,8-cinéol), comme l'huile d'eucalyptus de moindre qualité, de ravintsara, de niaouli, de cardamome, de cajeput et de myrte de Turquie. Appliquées sur les pieds, le dos ou derrière les oreilles, avec une dilution à 1 %, elles sont inoffensives chez les enfants en bonne santé.

Pour les bébés et les jeunes enfants, évitez :
- les huiles au menthol : menthe poivrée, menthe des champs (« japonaise », « chinoise ») ;
- les huiles au camphre : huile de camphre, romarin (d'Espagne).

Si votre pédiatre s'oppose vigoureusement à l'emploi d'huiles essentielles pour traiter un jeune enfant, faites preuve de compréhension (et prenez votre décision en connaissance de cause). Les huiles essentielles sont un mélange de substances. Presque chacune d'elles contient des traces de produits ayant une action expectorante. C'est le cas notamment de l'huile de mandarine tant appréciée des petits, qui contient 1 % de thymol. Ainsi, lors d'une inhalation, un tout-petit qui n'a pas encore appris à tousser, qui ne marche pas encore à quatre pattes et ne sait pas se redresser, n'a pas la musculature suffisante pour expectorer le mucus. Dans le pire des cas, il pourrait s'étouffer (ce qui est peu probable). Le pédiatre a donc de bonnes raisons de s'inquiéter.

Dès que l'enfant est mobile, qu'il peut se mettre debout et se tourner dans tous les sens, il développe la faculté d'expectorer. Cela varie d'un tout-petit à l'autre. C'est pourquoi il est très difficile de fixer un âge précis pour l'emploi des huiles essentielles. Les limites d'âge figurant dans ce guide correspondent toujours à un dosage fiable. Vous pourrez en juger par vous-même au cas par cas et réadapter le dosage à la baisse si votre enfant a un poids inférieur à la norme. C'est vous qui le connaissez le mieux ! Voyez comment il réagit à la lampe aromatique ou aux frictions sur la peau. L'instinct de parent met en garde contre les huiles essentielles trop stimulantes. Pour des enfants qui ne sont pas les nôtres, nous sommes toujours très vigilantes. Nous ne connaissons ni le niveau de compétence des parents, ni leurs fournisseurs (à savoir s'ils achètent des huiles essentielles en supermarché) et pas davantage le seuil de réaction de leur enfant.

Toutes les menthes ne se ressemblent pas. L'huile essentielle de menthe poivrée ne convient pas aux enfants de moins de 6 ans.

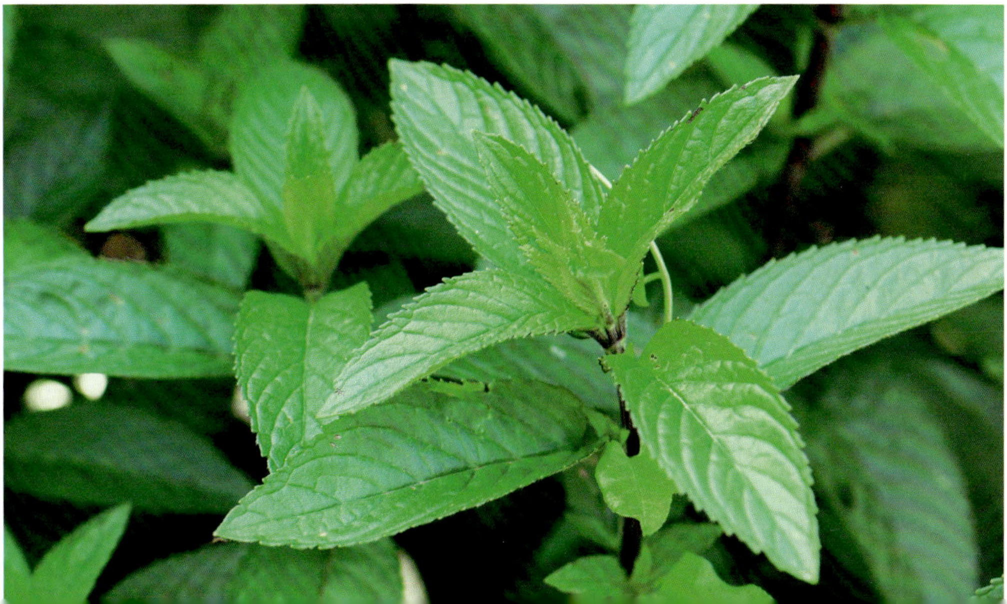

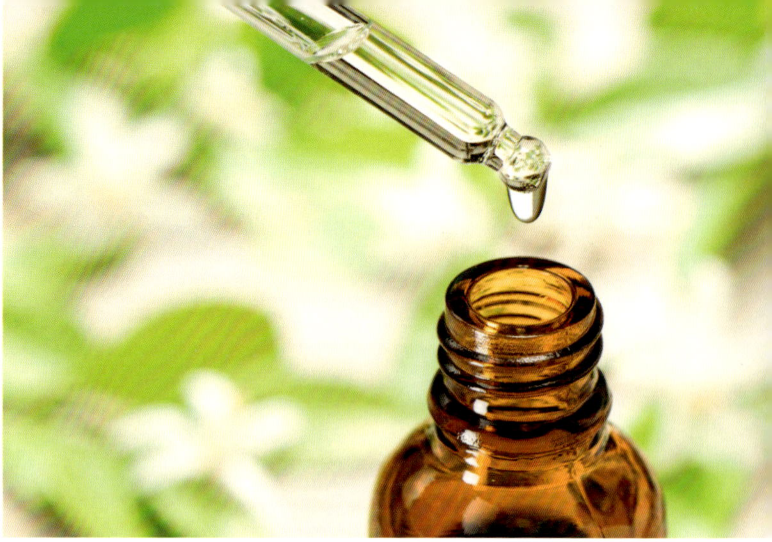

Une seule goutte contient une grande quantité des vertus curatives des plantes aromatiques.

En tant qu'auteures, nous sommes toujours très prudentes (voire trop) en matière de formulations. Sachant que les pourcentages généralement calculés reposent tous sur des comptages de gouttes faussés, nous pouvons, pour notre part, être (quasiment) sereines, dans la mesure où le volume de 20 gouttes, avec un compte-gouttes moderne, n'atteint jamais 1 ml. Nos dilutions à 1 % sont donc TOUJOURS inférieures à cette concentration. À titre d'exemple, 33 gouttes de lavande vraie (*Lavandula angustifolia*) ou 44 gouttes de manuka (*Leptospermum scoparium*) correspondent respectivement à 1 ml.

REMARQUE
« Quelques gouttes », ce n'est pas un dosage précis !

Le fœtus

Quand les femmes enceintes se laissent guider par leurs sens (leur odorat est extrêmement développé) et n'emploient les huiles essentielles qu'en application externe, diluées à 1 ou 2 %, elles n'ont rien à craindre pour leur bébé en développement intra-utérin. Sinon, elles ne pourraient pas aller dans certains restaurants ou cantines, où l'hexane est employé comme solvant dans certaines huiles alimentaires, où de la viande aux hormones, des colorants et des agents aromatisants sont au menu. Elles ne pourraient pas non plus utiliser de parfums ou de produits cosmétiques (phtalates et arômes synthétiques). Le port des vêtements non bio serait exclu (colorants, résidus de produits agricoles dans le coton bon marché, effets électrostatiques des tissus synthétiques, etc.). Et le yaourt à la cannelle leur serait interdit. Dans les livres, les mises en garde portent toujours sur les emplois inadaptés et l'ingestion (!) d'huiles essentielles pour avorter.

Les soins adaptés aux nourrissons

La peau des nourrissons est très fine et perméable. Comparée à celle des adultes, elle est plus hydratée. Les « bourrelets » du bébé jouent par ailleurs un rôle dans l'absorption des huiles essentielles. C'est pourquoi nous préconisons un dosage des huiles essentielles entre 0,5 et 1 %.

Pour les peaux vraiment sensibles, nous recommandons des huiles végétales de qualité ou des macérats (végétaux macérés dans l'huile d'olive), comme l'huile de calendula et de millepertuis. Si ces dernières sont encore trop fortes, il reste le recours à l'huile d'olive bio, plus adaptée aux soins de la peau que les huiles minérales.

Les nourrissons ne doivent en aucun cas ingérer d'huile essentielle !

Les huiles minérales sous les feux de la critique

Les huiles minérales, produits dérivés de l'industrie pétrolière, sont de plus en plus pointées du doigt. Elles ne sont pas adaptées aux soins de la peau des nourrissons (et pas davantage à ceux des adultes). Elles ne sont pas saines pour la peau, dans la mesure où ce sont des produits « morts », exclus durablement de l'évolution des processus de vie. Il leur manque notamment la quantité d'oxygène et les composants nutritifs des huiles végétales naturelles. Issues d'une matière végétale dont la transformation s'étend sur des millions d'années, elles le sont aussi de processus de décomposition relatifs à la mort de la plante et non un processus de vie évolutif.

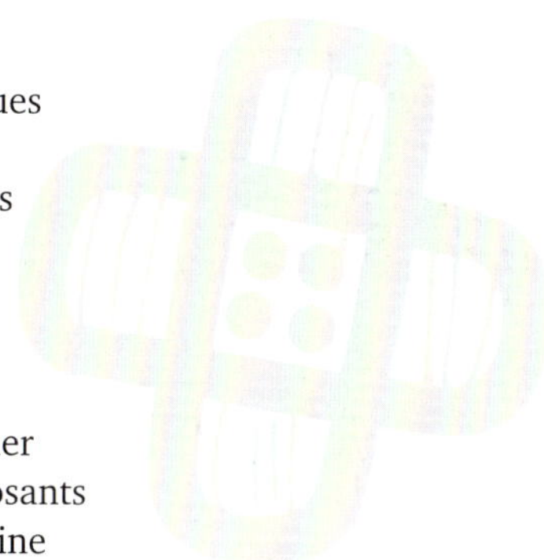

Les huiles minérales contiennent des mélanges d'hydrocarbures (MOAH), soupçonnés par l'Autorité européenne de sécurité des aliments (EFSA) de provoquer des cancers. On suppose qu'elles contiennent des composants mutagènes et cancérigènes. Les produits à base de vaseline ne devraient toucher ni les mamelons ni la bouche, bien que de nombreuses mères allaitantes y aient recours. Les gerçures et la dermatite atopique ne doivent pas être traitées avec des produits à base d'huiles minérales contenant de la paraffine liquide, de la paraffine, une cire microcristalline, de la vaseline (ou Pétrolatum).

Nous devrions mettre nos enfants à l'abri de ces substances nocives. Notre environnement, avec tout ce qu'il comporte, constitue déjà un défi de taille à relever pour nos petits, qui doivent apprendre à s'adapter. Ce livre vous recommande donc exclusivement des huiles végétales de qualité pour la dilution. Celles qui sont pressées à froid peuvent se conserver un an tout au plus, leur coût varie d'un fournisseur à l'autre, et les plantes doivent être issues de l'agriculture biologique.

L'accompagnement des enfants aux besoins particuliers

Si votre enfant doit avoir un soutien particulier, vous serez le plus à même en tant que parents de juger du choix des essences naturelles. Pour les petits qui ne savent pas encore parler, la communication par l'odorat est un très bon moyen d'échanger avec vous.

Avec un doudou parfumé, l'usage de sticks inhalateurs, des figurines en feutrine aux odeurs de fleurs, de forêt ou de fruits, votre enfant apprend à reconnaître peu à peu certaines senteurs en le confrontant aux « vraies » odeurs. Des jeux, comme la pâte à modeler parfumée ou le memory des odeurs (p. 132), sont adaptés aussi à cet apprentissage.

Si votre enfant souffre de convulsions ou d'épilepsie, faites-vous conseiller et guider pour le choix des huiles par un spécialiste de l'aromathérapie. On commence généralement par l'emploi de senteurs d'agrumes fortement diluées avant de passer progressivement à des huiles non irritantes, comme l'huile de manuka, de camomille ou de rose. Évitez les huiles stimulant le système nerveux (p. 14).

Acceptez le fait que votre enfant n'apprécie pas certaines odeurs ! Un simple massage délicat à l'huile d'amande douce effectué sur les pieds ou le dos lui fera sans doute du bien. À moins qu'il ne préfère éviter le contact de ces huiles avec la peau. Dans ce cas, proposez-lui un linge parfumé, qu'il pourra éloigner en cas de saturation olfactive. À vous de voir comment vous pouvez lui donner accès au monde qui l'entoure.

Durée de conservation des huiles diluées

Les huiles essentielles diluées dans l'huile d'olive ou de jojoba résistent mieux à l'oxydation que les huiles non diluées. Vous avez un an pour les utiliser en les conservant à une température inférieure à 20 °C. La conservation des préparations effectuées dans d'autres huiles végétales est fonction de la stabilité de ces dernières. Vous pouvez les employer sans danger pendant six mois sur la douce peau de votre enfant. Les huiles contenues dans des flacons avec applicateur à bille ont tendance à rancir au bout de quelques semaines. Nous fabriquons donc des roll-on uniquement pour l'huile de jojoba, qui ne rancit pas.

Flacons, boîtes, etc.

Quand on vit en famille avec des enfants, les préparations doivent pouvoir être réalisées simplement sans que l'hygiène en pâtisse. Collectez des pots à confiture ou à pâte à tartiner et passez-les au lave-vaisselle. Réemployez des pots de crème ou de déodorant en verre. Désinfectez-les avant emploi avec de l'alcool, ou même de la vodka ou de l'alcool de blé.

Pour mélanger les ingrédients, nous utilisons des cuillères en métal ou des baguettes en verre. Vous pouvez vous procurer en pharmacie ou sur des sites en ligne toutes sortes de flacons, vaporisateurs, applicateurs à bille et gobelets gradués. Faites également l'achat de spatules, qui permettent de manipuler de manière hygiénique les portions de crème et de fluides dont vous avez besoin. Lavez-les et essuyez-les après chaque utilisation. La manipulation de la crème ou des fluides avec les doigts les expose aux germes, si bien que vos produits se conserveront moins longtemps. Cela vaut particulièrement pour les formules nécessitant du gel d'aloe vera, car ce type de crème moisit facilement.

Collectez également des langes en tissu, des draps et des torchons inutilisés. Découpez-les en compresses de toutes les dimensions. Outre les huiles essentielles, il vous faut des huiles végétales grasses et des hydrolats (à partir de la p. 21). Certaines formules nécessitent du sel, du sucre, du miel, de la crème fraîche et de la vodka.

MESURES D'HYGIÈNE

Munissez-vous de torchons rectangulaires en coton propres. Vaporisez-les d'hydrolat avant de vous en servir pour nettoyer les mains, le visage et les fesses de bébé. Ces torchons sont écologiques.

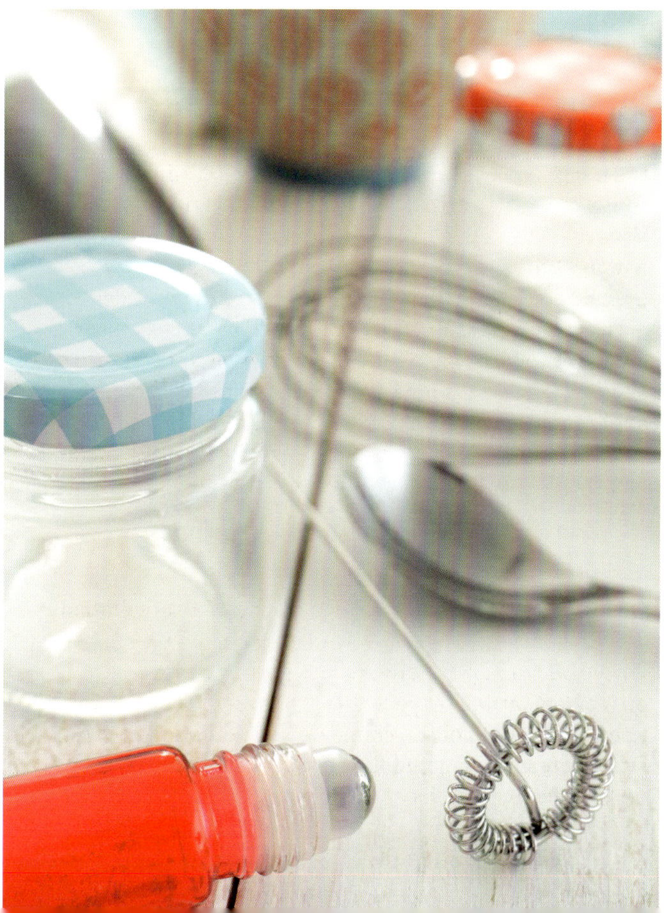

Quand on travaille proprement, les préparations sont un jeu d'enfants.

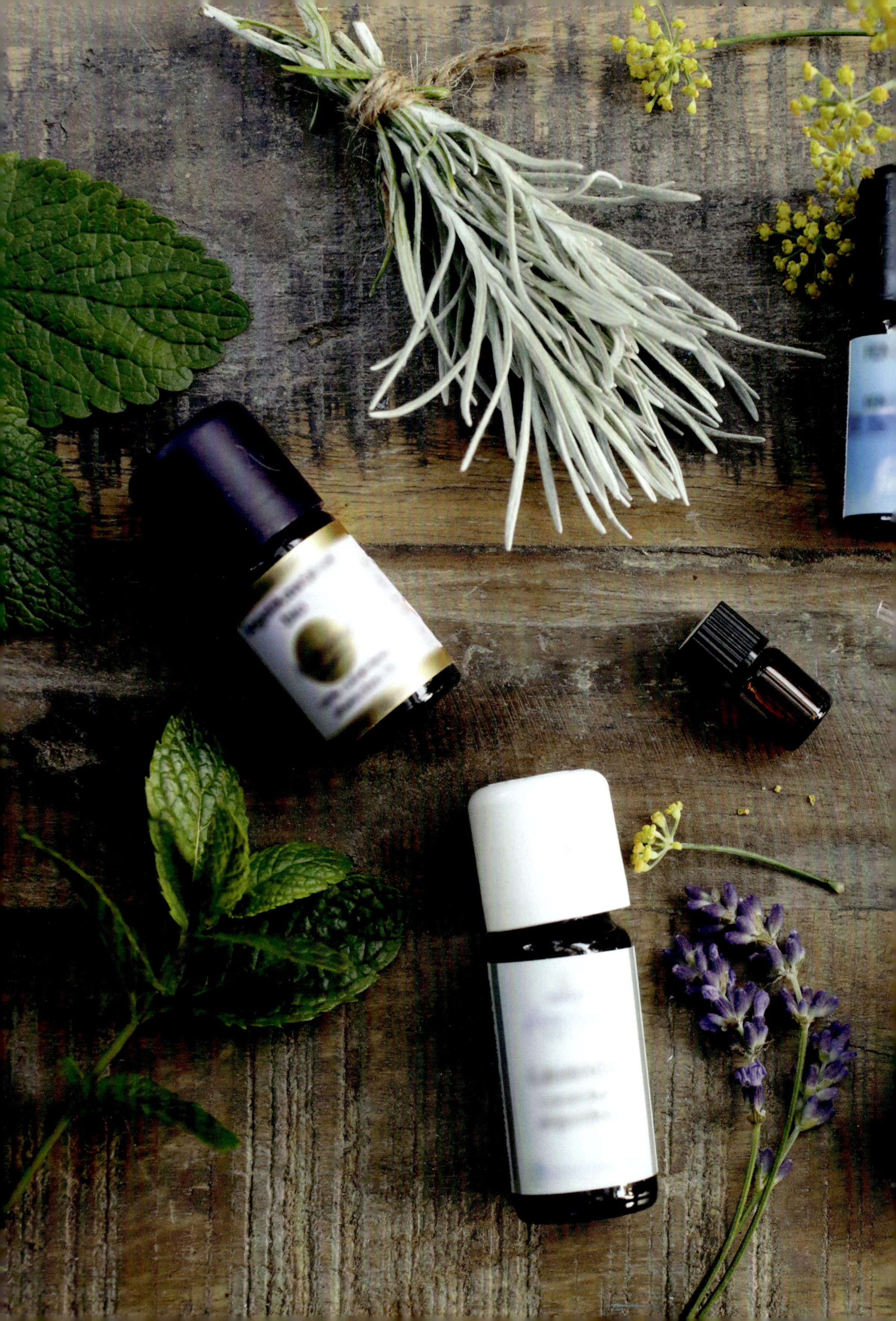

Les principales huiles essentielles et autres ingrédients

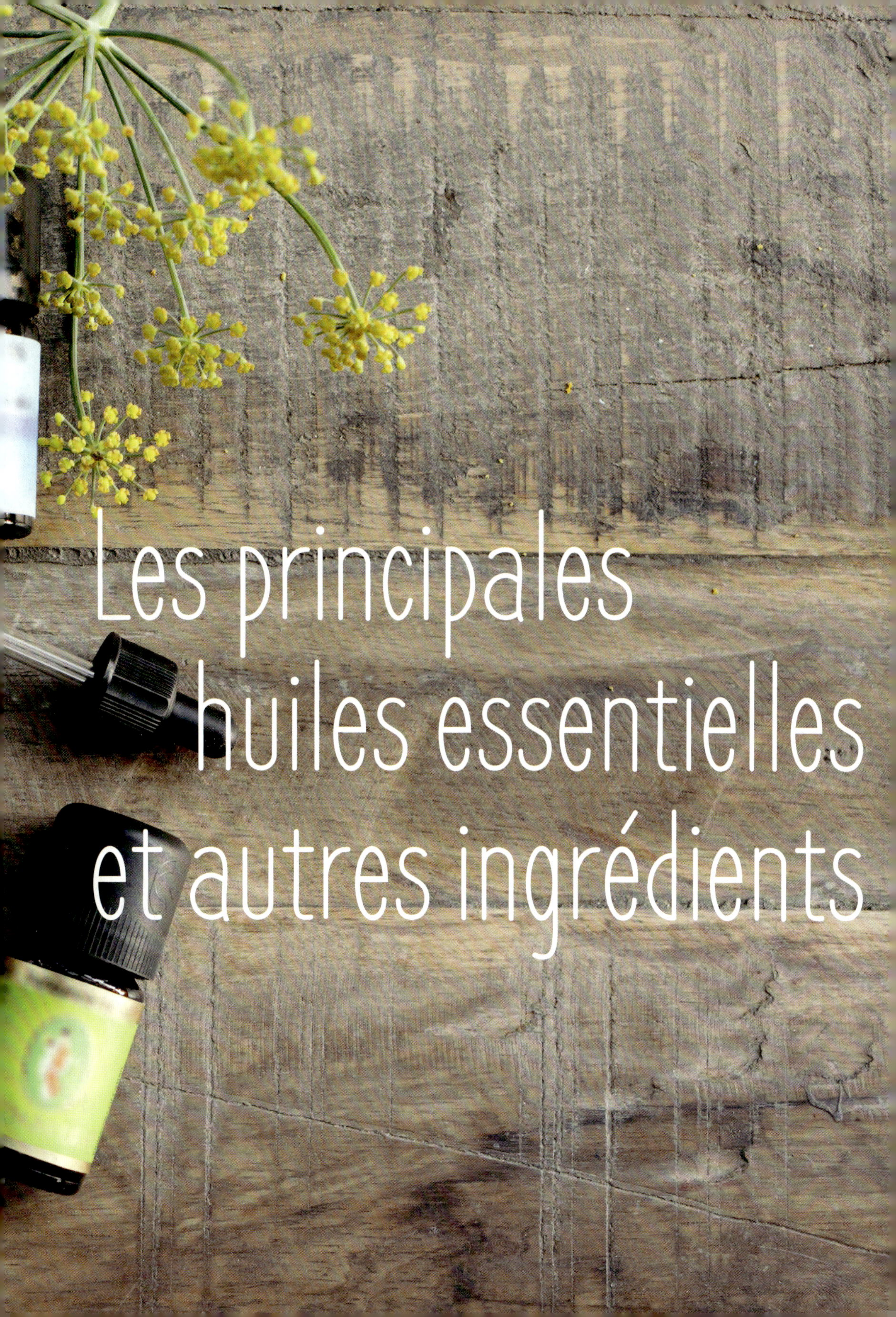

Benjoin

Styrax tonkinensis

La couverture douillette

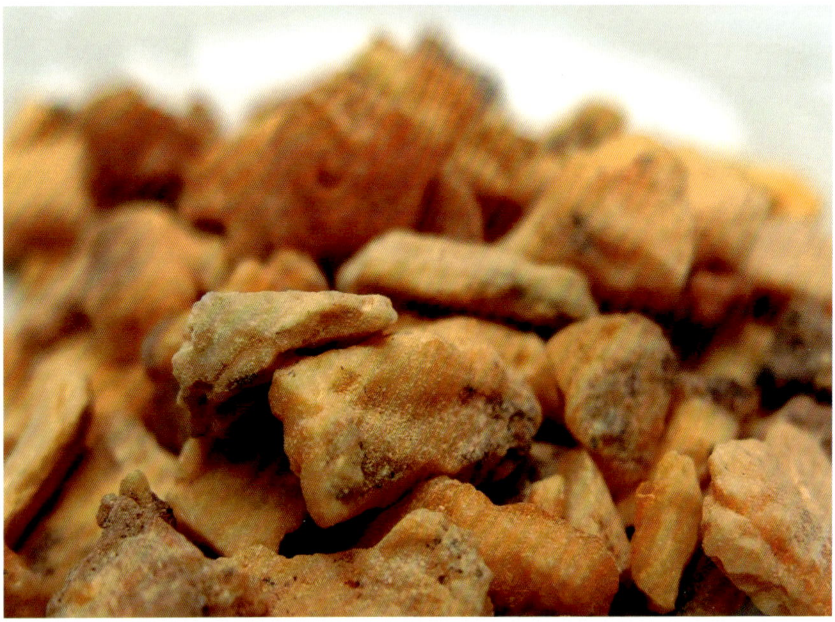

Cette résine, qui sent la vanille, est issue d'un arbre tropical de la péninsule indochinoise. De nos jours, la meilleure qualité provient de Thaïlande. Elle est surtout diluée dans de l'alcool éthylique (éthanol). Les huiles pour le corps et les baumes aux délicieuses fragrances ont une action réconfortante. Le doux parfum du benjoin contribue au bien-être et à la détente – aussi bien au niveau psychique que physique en tant qu'huile « caressante » sur la peau. Cette huile soulage efficacement les érythèmes fessiers et les irritations, notamment au niveau des coudes et du nez (en cas de rhume).

Chez les enfants : action réconfortante, anxiolytique, cicatrisante, antispasmodique, relaxante, anti-inflammatoire, légèrement expectorante.

Soulage votre enfant en cas de :

- ☺ tristesse ;
- ☺ angoisse de séparation ;
- ☺ toux d'irritation (nocturne) ;
- ☺ érythème fessier ;
- ☺ peau sèche et gercée ;
- ☺ acné et impuretés pendant la puberté.

Bois de Hô

Cinnamomum camphora chémotype linalol

Le petit médecin

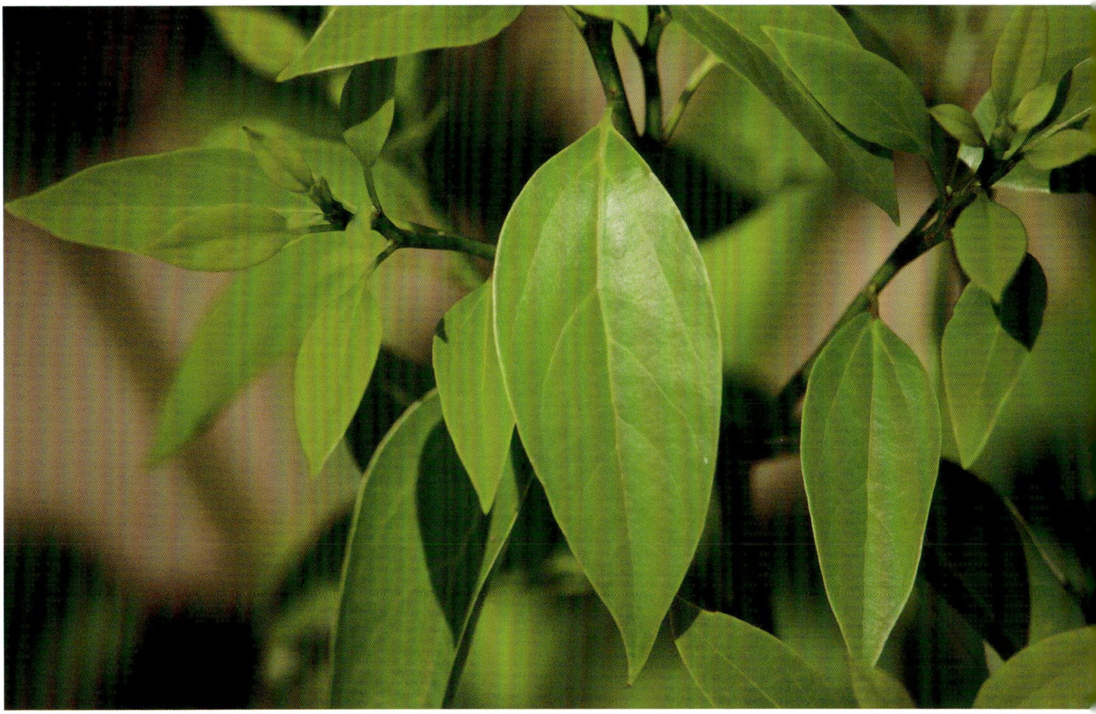

Le bois de cet immense camphrier originaire de Chine et du Japon sert à la fabrication de boîtes et de meubles précieux. Selon les conditions de leur développement, ses feuilles produisent différentes odeurs et substances chimiques, notamment du camphre et du cinéol. Issue des feuilles et des branches, l'huile essentielle de bois de Hô est riche en linalol, qui convient aux enfants. Elle constitue une excellente alternative à l'huile de bois de rose, plus rare. Son parfum délicat à la rose traite et apaise la peau. Elle est excellente pour soigner les rhumes et renforcer les défenses immunitaires.

Chez les enfants : action antibactérienne, antivirale et antifongique.

Soulage votre enfant en cas de :

- ☺ rhume ;
- ☺ stress ;
- ☺ anxiété et agitation ;
- ☺ infections virales ;
- ☺ mycoses des pieds ou de la peau.

Cajeput

Melaleuca cajuputi

Cure-pipe adapté aux oreilles

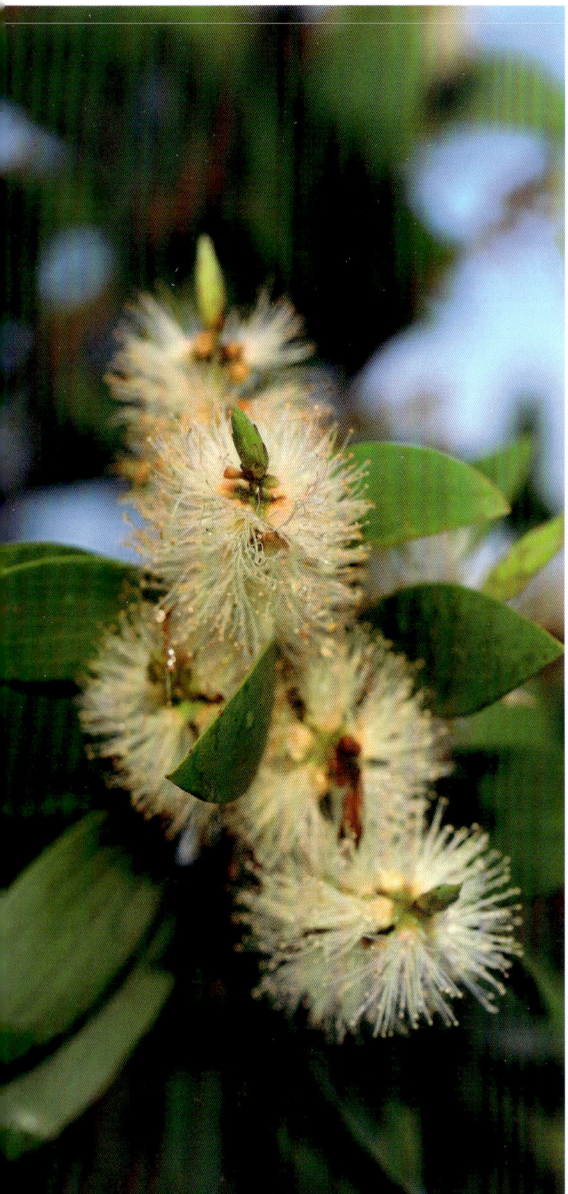

Comme l'arbre à thé et l'eucalyptus, le cajeput appartient à la famille des myrtacées. Son nom signifie « arbre blanc », en référence à l'écorce épaisse de son tronc qui est presque blanche. L'huile produite à partir de ses feuilles évoque l'odeur d'eucalyptus et peut être employée pour tout type de rhumes dès les premiers reniflements. Ses fleurs blanc crème rappellent la forme d'un goupillon ou d'un cure-pipe. L'huile essentielle de cajeput convient aux enfants dès 3 ans et compte parmi les huiles de « premiers secours » en cas d'otite, de toux et de rhume.

Idéale pour apaiser les douleurs, elle peut, en tant qu'huile de massage, soulager considérablement celles qui sont liées à la croissance chez les adolescents.

Chez les enfants : action antibactérienne, antivirale, antalgique, expectorante, antipyrétique et stimulante pour la défense de l'organisme.

Soulage votre enfant en cas de :

- ☺ toux et rhume ;
- ☺ fièvre ;
- ☺ otite ;
- ☺ douleurs de croissance ;
- ☺ douleurs musculaires après le sport.

Camomille romaine

Chamaemelum nobile

Un baume pour l'âme

Les fleurs blanches de la camomille romaine se distinguent de celles de la camomille sauvage par leur aspect et leur parfum délicat et sucré qui évoque la pomme trop mûre. Particulièrement robuste, la camomille romaine est souvent employée dans les jardins comme plante couvre-sol. Elle n'exhale son parfum que lorsqu'on la frotte. N'hésitez pas à marcher pieds nus dessus !

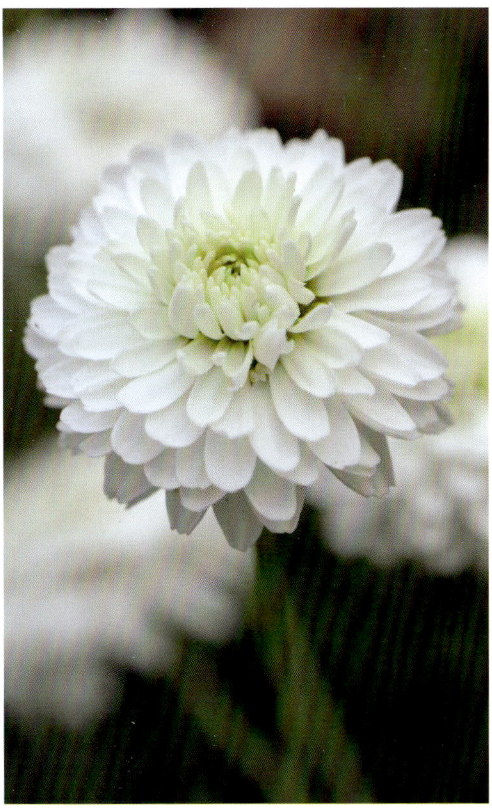

Son huile essentielle, qui est employée aux mêmes fins que celle de la camomille sauvage, agit davantage au niveau psychique. Sa forte teneur en ester confère à ses fragrances un effet relaxant et des propriétés anxiolytiques actives sur les enfants. Soumis à une surstimulation quotidienne des sens, les petits retrouvent rapidement le calme le soir, ce dont profitent également les parents stressés.

Chez les enfants : action antispasmodique et antalgique, fortement apaisante, déstressante, anti-inflammatoire et adaptée aux soins cutanés.

Soulage votre enfant en cas de :

- peau sensible ;
- maux de ventre d'origine psychosomatique ;
- colère ;
- stress à l'école ;
- surstimulation et agitation ;
- anxiété ;
- difficultés à l'endormissement.

⊕ **Remarque :** l'huile de camomille romaine est contre-indiquée en cas d'allergie aux astéracées.

Camomille sauvage, camomille matricaire

Matricaria recutita

Un baume pour la peau

La camomille sauvage, appelée aussi « camomille allemande », est l'une des plantes médicinales les plus connues. En infusion, elle apaise toutes sortes de maux de ventre et nous rappelle les infections gastro-intestinales que nous avons surmontées étant enfants. Son nom botanique *Matricaria* est dérivé du latin *mater* et *matrix*, qui signifie « utérus ». Cette huile est idéale pour apaiser les maux de ventre et les poussées dentaires chez les enfants.

L'huile essentielle à l'odeur herbacée tient sa couleur bleue des chamazulènes cicatrisants révélés lors de la distillation des fleurs. Elle est donc adaptée pour calmer les irritations de la peau. Sa qualité doit être excellente pour éviter les impuretés issues de camomilles sauvages, susceptibles de provoquer des allergies cutanées.

Chez les enfants : action anti-inflammatoire, décontractante, cicatrisante et apaisante. Convient aux soins de la peau.

Soulage votre enfant en cas de :
- maux de ventre ;
- acné pubertaire ;
- allergies ;
- cystite ;
- inflammation de la peau ;
- cicatrisation ;
- poussées dentaires.

⊕ Remarque : l'huile de camomille sauvage est contre-indiquée en cas d'allergie aux astéracées.

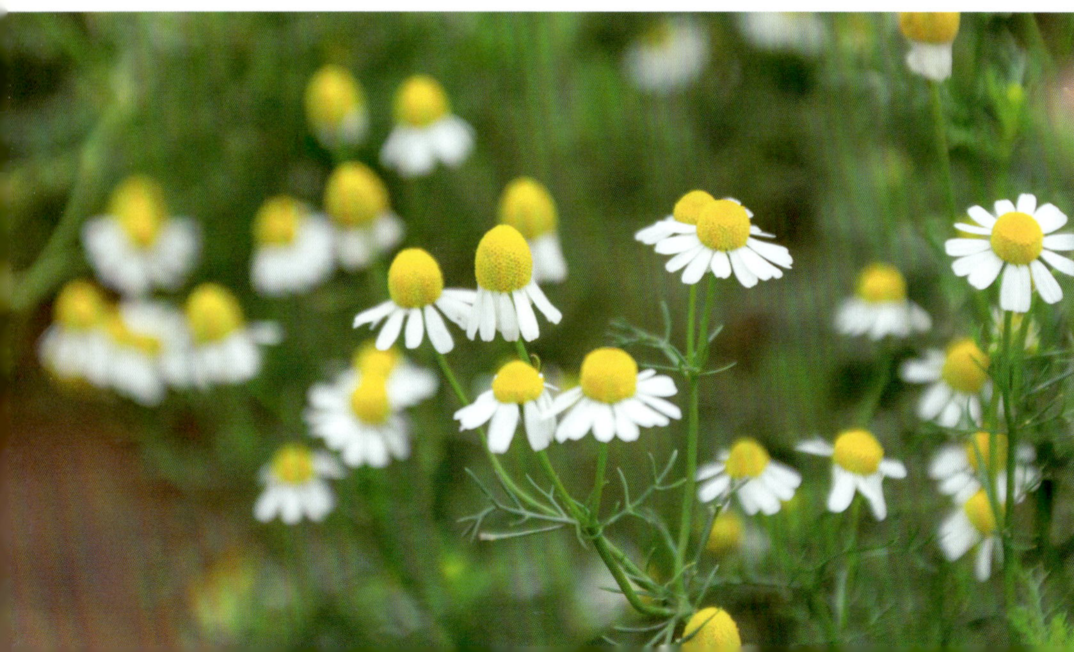

Carotte sauvage

Daucus carota

Le petit manteau protecteur

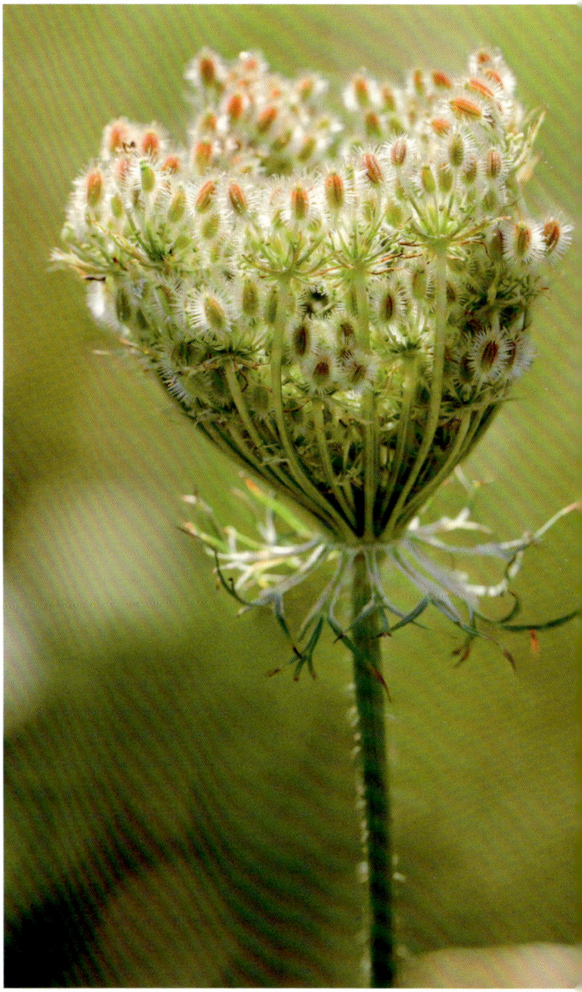

Qui ne connaît pas la carotte sauvage ? Elle est pour ainsi dire la grand-mère des carottes que nous mangeons en légumes. Elle se développe dans les prairies et les champs, parfois de manière si abondante que nous n'y prenons plus garde. Son aspect se modifie au fil de l'été : au milieu de la saison, un point rouge foncé apparaît au niveau des fleurs. Celles-ci se ferment comme des parasols à la fin de l'été. Dans cette sorte de nid que la plante confectionne, les graines peuvent mûrir, permettant aux carottes de proliférer l'année suivante. À partir de ces semences discrètes, on recueille une huile essentielle au parfum herbacé et terreux qui est excellente pour la peau. Elle est apaisante en cas de démangeaisons et sur la peau du ventre des enfants quand ils se grattent. Elle est également utile pour les parents qui cherchent à atténuer les rides du front et du sourire.

Chez les enfants : action apaisante et protectrice, antiprurigineuse, anti-inflammatoire et stabilisante au niveau psychique.

Soulage votre enfant en cas de :

- ☺ démangeaisons de la peau ;
- ☺ peau sèche et irritée ;
- ☺ cicatrisation ;
- ☺ après une exposition prolongée au soleil.

Cèdre de l'Atlas

Cedrus atlantica

L'huile forte comme un arbre

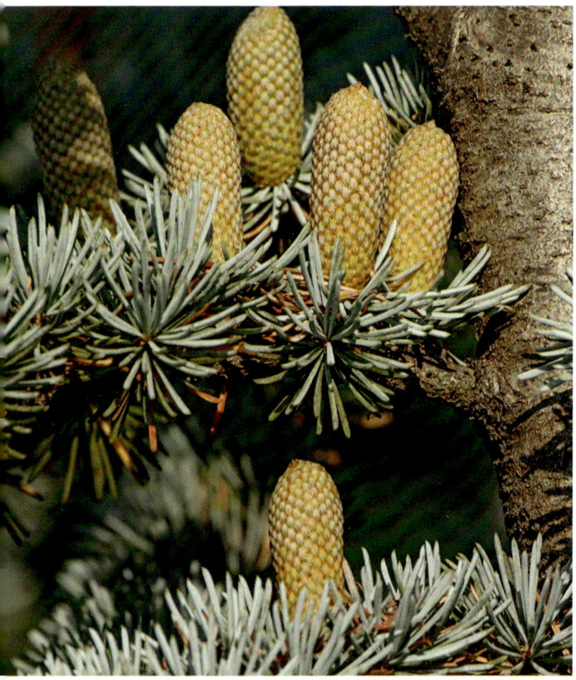

Capable de résister aux tempêtes les plus violentes, ce cèdre majestueux pourrait être décrit comme l'arbre de la confiance, de la force et du courage. Autrefois, il se développait dans de vastes forêts de cèdres, mais son bois a été sacrifié. Les hommes ont abattu ces arbres pour construire des temples, des palais et des bateaux. Aujourd'hui, l'huile essentielle de cèdre de l'Atlas provient d'une région montagneuse du Maroc, ainsi que du nord de l'Inde, du Tibet et du Pakistan.

Recueillie à partir du tronc, elle a une odeur chaleureuse et intense. Les mites, les poux et autres nuisibles ne l'apprécient pas du tout. L'huile de cèdre fait un excellent « shampoing antipoux ».

Elle est idéale pour les enfants ayant du mal à s'affirmer et à trouver leur place. Elle peut renforcer la confiance en soi chez ceux qui sont harcelés à l'école. Elle aide à réguler le système immunitaire en cas d'allergies et à reprendre des forces après une maladie grave.

Chez les enfants : action anti-inflammatoire, antiprurigineuse, antiallergique, curative pour la peau, expectorante, décontractante pour les muscles des bronches, antiparasitaire (poux, par exemple), anxiolytique, stabilisante et tonifiante au niveau psychique.

Soulage votre enfant en cas de :

- angoisse de séparation ;
- manque de confiance en soi ;
- deuil ;
- démangeaisons de la peau ;
- rhumes allergiques ;
- toux d'irritation nocturne ;
- poux.

⊕ Remarque : veillez à acheter un flacon comportant le nom botanique exact. L'huile essentielle de cèdre de Virginie (*Juniperus virginiana*) par exemple a une action complètement différente.

Alternative : cèdre de l'Himalaya (*Cedrus deodara*)

Ciste

Cistus ladanifer

Le pansement parfumé

Cet arbuste ligneux est originaire de Grèce. D'après la légende, les dieux, qui devaient choisir la plante destinée à soigner les hommes, jetèrent leur dévolu sur le ciste.

Malgré la ressemblance de ses fleurs avec celles de l'églantier, le ciste n'est pas un rosier. Il appartient à la famille des Cistacées. Chaque fleur présente cinq pétales délicats et froissés de couleur crème, à la base tachée de pourpre. L'huile essentielle provenant des rameaux collants dégage une odeur de résine âpre et chaleureuse.

Cette huile essentielle souvent qualifiée de « pansement parfumé » apaise rapidement les saignements issus de plaies et soigne les blessures. En tant qu'antiviral, elle peut être employée en cas de varicelle, rubéole et coqueluche. Sous forme de préparation topique, elle calme rapidement les démangeaisons et les irritations de la peau.

Chez les enfants : action hémostatique, anti-inflammatoire, apaisante pour la peau, antivirale, équilibrante.

Soulage votre enfant en cas de :

- ☺ démangeaisons de la peau, dermatite atopique, psoriasis ;
- ☺ ecchymoses ;
- ☺ blessures, par exemple coupures et égratignures ;
- ☺ saignements de nez ;
- ☺ coqueluche.

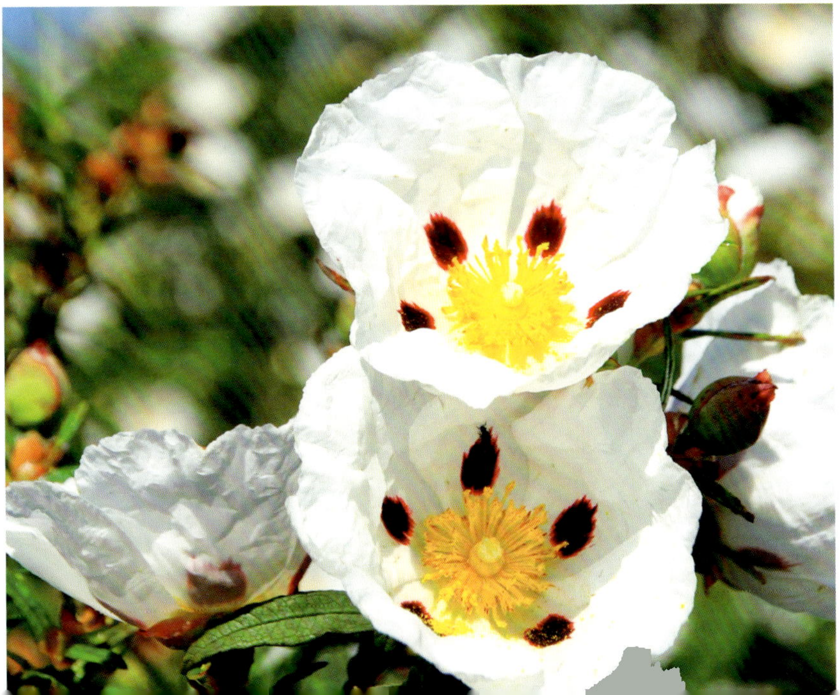

Citron

Citrus limon

La boisson turbo

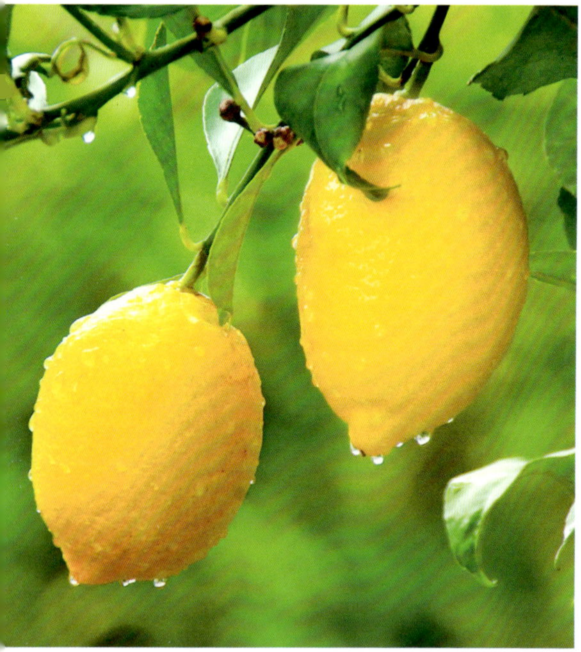

Rien que d'y penser, le citron nous met l'eau à la bouche. Son odeur et son goût sont presque perceptibles. Le citronnier, qui est originaire de Chine, fut importé par les croisés dans le sud de l'Europe. Les livres de naturopathie anciens évoquent déjà les vertus désinfectantes de son essence. D'après les tests effectués, le citron suggère la propreté aux personnes qui l'inhalent. Ainsi, en proposant un biscuit dans une pièce parfumée au citron, ces personnes prenaient soin de ne pas l'émietter en mangeant. Apprécié des enfants scolarisés, ce parfum frais favorise la concentration lors des devoirs à la maison. Employé dans une lampe aromatique ou un diffuseur pendant les périodes de rhume, il désinfecte la pièce et réduit les risques de contagion. En cas de nausées, une petite boîte à senteurs avec de l'huile de citron peut faire des miracles.

Chez les enfants : action antiseptique par vaporisation dans la pièce, antipyrétique, anti-inflammatoire, stimulante pour la concentration, rafraîchissante et positive sur le psychisme.

Soulage votre enfant en cas de :

- ☺ rhume ;
- ☺ nausées ;
- ☺ fièvre ;
- ☺ désinfecte la pièce ;
- ☺ renforce ses défenses immunitaires ;
- ☺ l'aide à se concentrer pour faire ses devoirs.

⊕ **Remarque :** l'huile de citron peut accentuer la sensibilité de la peau et les irritations, surtout quand le flacon a été ouvert depuis plus de neuf mois. Mélangée aux huiles pour le corps, son dosage doit être réduit. Dans le bain, elle peut provoquer des irritations au contact de l'eau chaude.

Épicéa de Sibérie

Picea obovata

L'air de la forêt

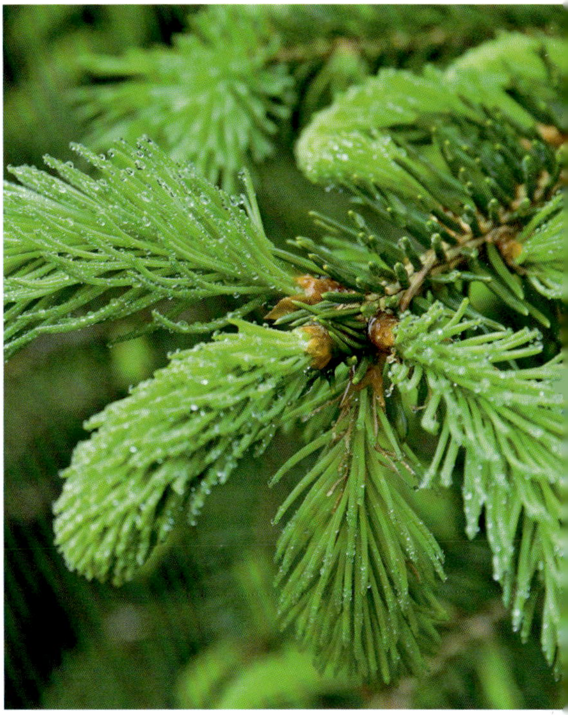

L'huile essentielle d'aiguilles d'épicéa contient un taux non négligeable d'esters apaisants et relaxants. Douce, cette huile est tolérée par la peau des petits et des grands. Pour les enfants, elle constitue une alternative idéale pendant les périodes de rhume à des huiles plus fortes, dont les constituants conviennent davantage aux adultes. Son parfum frais et boisé aide à mieux respirer, dénoue les tensions liées au stress et libère la tête. Dans les classes, elle favorise la concentration et rafraîchit l'air de la pièce souvent saturé d'odeurs, notamment celles des déodorants et des assouplissants pour le linge.

Chez les enfants : action antibactérienne, anti-inflammatoire, légèrement expectorante, décontractante, déstressante, apaisante.

Soulage votre enfant en cas de :

- rhumes et toux ;
- bronchite ;
- contractures musculaires ;
- stress lié à l'école ;
- lors des travaux de groupe à l'école ;
- manque de concentration ;
- anxiété.

⊕ Remarque : susceptible d'irriter la peau en cas de dosage excessif ou quand l'huile essentielle est trop ancienne (oxydée), surtout dans l'eau chaude du bain.

Fenouil doux

Foeniculum vulgare

Une douceur pour le ventre

Qui ne connaît pas le doux parfum anisé du fenouil ? On l'administre déjà aux bébés sous forme de tisane pour calmer l'aérophagie et l'agitation. Comme la camomille, le fenouil est une plante médicinale connue depuis l'Antiquité. En Grèce, on recommandait aux femmes allaitantes de boire des infusions de fenouil pour favoriser la production de lait.

Toute la plante est exploitable : le bulbe est consommé en tant que légume et les feuilles servent à assaisonner les plats. Semblables à des graines, les fruits (akènes) sont préparés en infusion et se prêtent à l'extraction d'huile essentielle. Efficace contre tous les maux de ventre, même ceux qui sont d'origine psychosomatique, cette huile est utilisée pour masser le ventre. Elle relaxe et aide à « digérer » les événements. Employée pour les massages en cas de toux, elle a des vertus expectorantes.

Chez les enfants : action antispasmodique, légèrement expectorante, antalgique et apaisante.

Soulage votre enfant en cas de :

- ☺ maux de ventre (même d'origine psychosomatique) ;
- ☺ difficultés digestives ;
- ☺ toux et difficultés à expectorer ;
- ☺ stress lié à l'école ;
- ☺ douleurs menstruelles.

Alternatives : anis, cardamome, cumin.

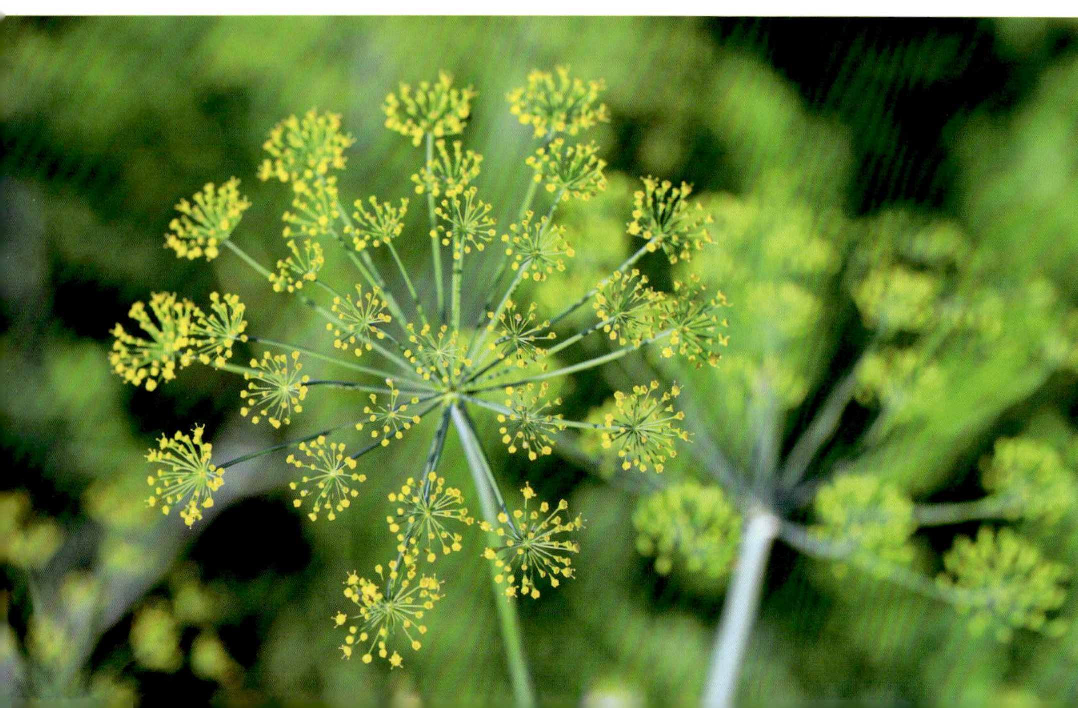

Hélichryse italienne, immortelle d'Italie

Helichrysum italicum

Une véritable Wonder Woman

Le nom botanique de cette immortelle vient du grec *Helichrysum* (*helios*, « soleil » et *chrysos*, « or »). En séchant les petites fleurs jaunes se décolorent à peine et restent belles, même en hiver. C'est pourquoi, elles viennent enrichir les bouquets de fleurs séchées et colorer avantageusement les mélanges d'infusions. Épicée et très parfumée, l'huile essentielle d'hélichryse italienne (immortelle) pourrait être qualifiée de « Wonder Woman de l'aromathérapie », car elle est très efficace dans le traitement des hématomes, des coups et des blessures. Associée à l'huile de lavande vraie, elle forme une équipe de choc. Avec de la mandarine rouge et de la camomille romaine dans un applicateur à bille, elle tonifie en cas de grosse baisse de moral. L'huile essentielle étant coûteuse, nous vous recommandons d'employer l'hydrolat, tout aussi efficace.

Chez les enfants : résorbe les hématomes et soigne la peau, action anti-inflammatoire, cicatrisante, expectorante, apaisante.

Soulage votre enfant en cas de :
- démangeaisons de la peau ;
- hématomes ;
- coqueluche ;
- égratignures et blessures ;
- contusions et gonflements ;
- traumatisme psychologique.

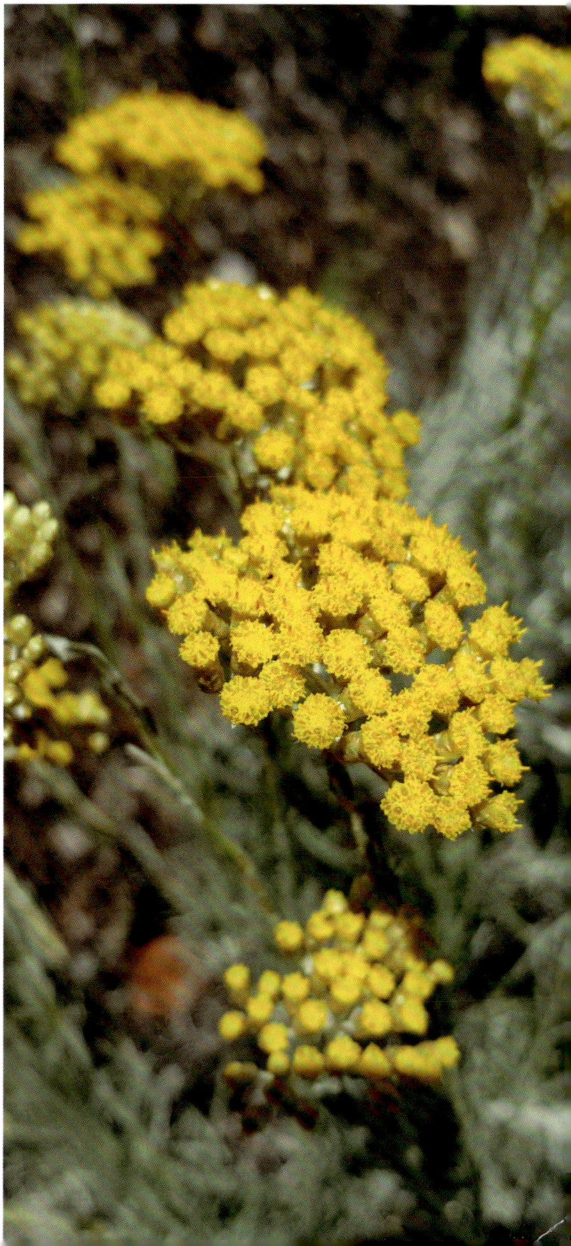

Lavande vraie

Lavandula angustifolia

La magicienne mauve

Le mot « lavande » vient probablement du latin *lavare*, qui signifie « laver ». L'huile essentielle de lavande, l'une des plus appréciées des petits et des grands, est quasiment une pharmacie portative en soi, telle une « pharmacie contenue dans un flacon ». De nombreuses études ont été réalisées sur les effets de ce remède aux vertus multiples que toutes les pharmacies commercialisent. Le parfum de l'huile de lavande est frais et parfois fruité. Il évoque souvent les sachets antimites de nos grands-mères et le linge propre.

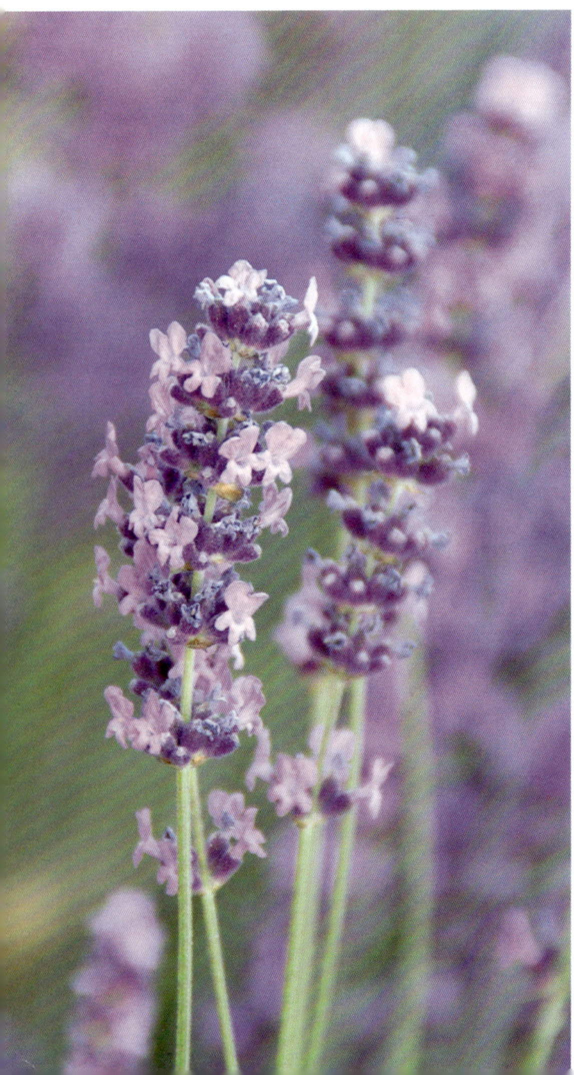

Chez les enfants : action antibactérienne, antivirale, antifongique, antipyrétique, cicatrisante, curative pour la peau, apaisante, décontractante, relaxante, apaisante, anxiolytique.

Soulage votre enfant en cas de :

- toux, rhume et otite ;
- fièvre et fatigue ;
- douleurs de croissance ;
- difficultés d'endormissement ;
- ventre tendu et contracté ;
- après un bain de soleil, quand la peau tire et brûle ;
- démangeaisons de la peau ;
- piqûre d'insecte.

À NE PAS CONFONDRE !
Évitez d'acheter par mégarde de l'huile de lavandin ou de lavande aspic (beaucoup moins chères), qui ne sont pas adaptées aux très jeunes enfants en raison de leur forte teneur en camphre. Elles peuvent donc avoir une action légèrement excitante. Seule la lavande vraie convient aux préparations apaisantes.

Mandarine rouge

Citrus reticulata

Le petit fruit insolent

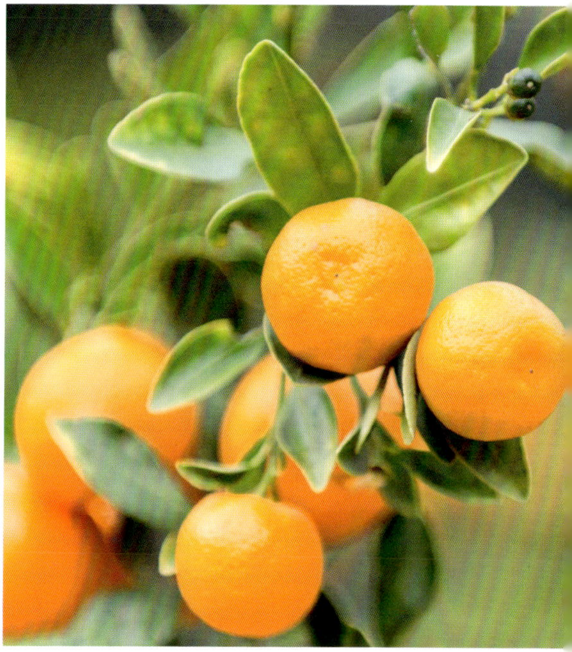

La mandarine, qui fait partie des agrumes, pourrait être considérée comme la petite sœur de l'orange. Recueillie par expression à froid de son zeste, son huile essentielle a un parfum plus sucré que celle de l'orange. Excellente pour les enfants, elle contient de l'anthranilate de méthyle – une substance proche de l'un de nos neurotransmetteurs –, dont l'action est fortement décontractante et relaxante. Elle aide les enfants et les adultes stressés à retrouver le calme. Bien dosée, c'est l'un des meilleurs remèdes pour accompagner les personnes surmenées et insomniaques. Communiqué *in utero* au fœtus, le stress s'impose ensuite à l'enfant une fois né, qui doit faire face à une multitude de stimulations. L'huile de mandarine aide les enfants timides à s'affirmer et à trouver leur place. Légèrement antiseptique, elle favorise la détente musculaire. Employée dans des préparations qui permettent de lutter contre les rhumes, elle traite aussi les douleurs de croissance. Une seule petite ombre au tableau : en cas de surdosage, elle peut être excitante.

Chez les enfants : action antiseptique, apaisante, anxiolytique et antalgique. En dosage faible, elle favorise le sommeil.

Soulage votre enfant en cas de :

- ☺ rhume ;
- ☺ douleurs de croissance ;
- ☺ cystite ;
- ☺ anxiété et nervosité ;
- ☺ difficultés à l'endormissement ;
- ☺ déprime.

Manuka

Leptospermum scoparium

L'omnipotent

Également connu sous le nom anglais de *Tea-tree*, le manuka est un grand arbuste dont les feuilles fournissent une huile essentielle aux propriétés antibiotiques. Comparable à celle de l'arbre à thé en tant que remède universel, elle se conserve plus longtemps. Son parfum est plus lourd et terreux. Les abeilles néo-zélandaises, qui butinent les fleurs de manuka, produisent un miel précieux et coûteux aux vertus fortement antibiotiques que l'on emploie dans le monde anglo-saxon pour traiter les infections des voies respiratoires et les blessures.

Le manuka a toujours été apprécié des aborigènes, qui utilisaient son écorce pour la confection des toits de hutte afin de se protéger de la pluie. Son bois a servi à la construction de maisons et d'outils.

Il y a deux cent cinquante ans seulement, les navigateurs européens ont découvert les bénéfices sur la santé de ce petit arbre, qu'ils ont alors importé sous nos latitudes.

Chez les enfants : action fortement antifongique et antibactérienne, expectorante, régénérante au niveau cutané, antiprurigineuse, anti-inflammatoire, cicatrisante et apaisante.

Aide votre enfant en cas de :

- infections de la peau ;
- démangeaisons de la peau et du cuir chevelu ;
- acné ;
- petites blessures ou égratignures ;
- rhume allergique ;
- refroidissements.

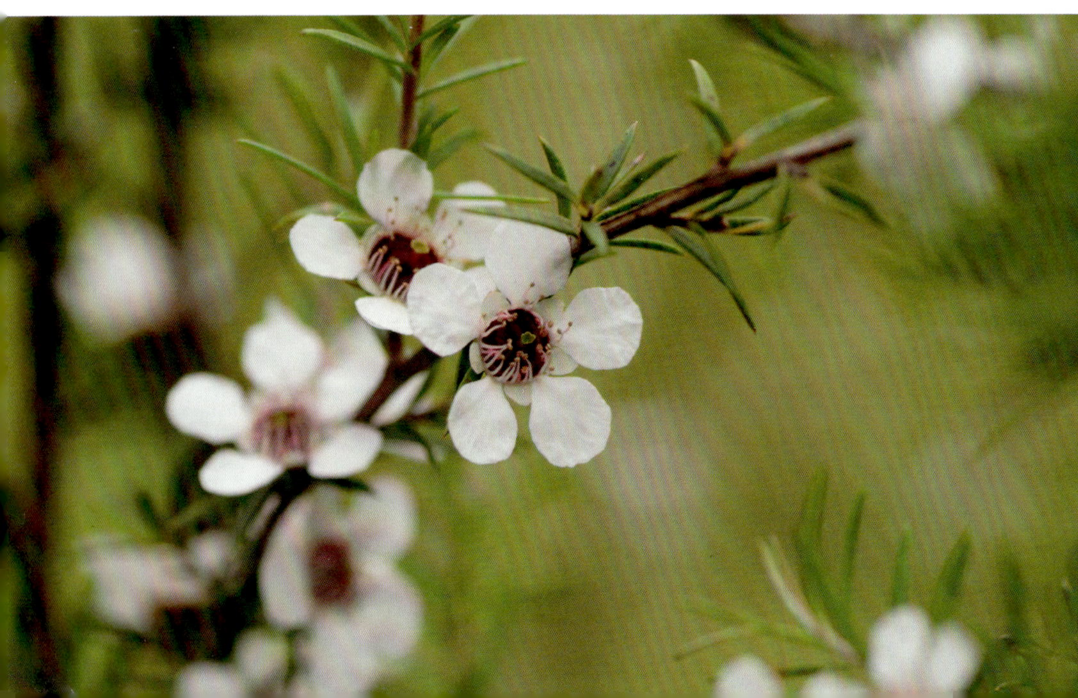

Mélisse

Melissa officinalis

Un nectar de choix

Le nom botanique *Melissa* signifie « abeille à miel ». En raison de la forme ovale de ses feuilles, les naturopathes ont autrefois employé cette plante herbacée pour soigner les troubles cardiaques d'origine nerveuse. La mélisse entre dans la composition de la fameuse eau de mélisse. Malgré sa croissance luxuriante, elle donne très peu d'huile essentielle, ce qui la rend rare et coûteuse. Il faut compter environ 7 000 kg de mélisse, soit sept camions pleins, pour recueillir un malheureux litre de son essence aromatique aux fragrances délicatement citronnées. Elle est donc souvent modifiée ou allongée avec des huiles beaucoup moins onéreuses, telles celles de la citronnelle ou du lemon-grass. Présentée sous la dénomination mélisse indicum, elle coûte un prix dérisoire comparée à la véritable huile de mélisse dont la qualité n'a rien à voir. En guise d'alternative, il est préférable de se tourner vers l'hydrolat de mélisse, efficace lui aussi.

Chez les enfants : action antivirale, antibactérienne, apaisante et favorisant le sommeil, antiprurigineuse, antiallergique.

Soulage votre enfant en cas de :

- ☺ éternuements et rhumes avec l'arrivée des premiers pollens de printemps ;
- ☺ varicelle ;
- ☺ anxiété ;
- ☺ troubles du sommeil ;
- ☺ grande agitation et hyperactivité.

EN TANT QU'INFUSION
Les feuilles de mélisse permettent de préparer une tisane rafraîchissante, que l'on emploie en naturopathie pour traiter l'insomnie et les problèmes d'endormissement.

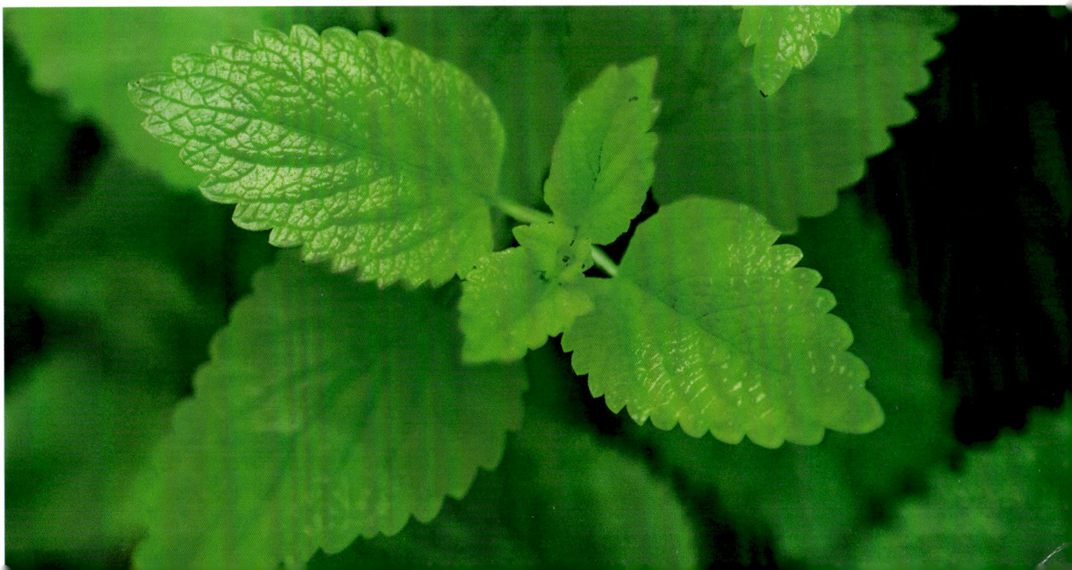

Menthe citronnée

Mentha x citrata

La menthe des enfants

Fraîche et fruitée, l'huile essentielle de menthe citronnée (ou menthe bergamote) évoque le mariage de la bergamote, un fruit aux fragrances subtiles proche du citron, et de la menthe. Son parfum suggère aussi celui de l'eau de Cologne.

Contrairement à la menthe poivrée, sa grande sœur, la menthe citronnée convient aux enfants de moins de 6 ans. Elle est aussi douce que la lavande et bien tolérée par les personnes les plus sensibles. Ses emplois sont aussi multiples que ceux de l'huile essentielle de lavande vraie et d'arbre à thé. Légèrement antispasmodique, elle agit sur la déprime.

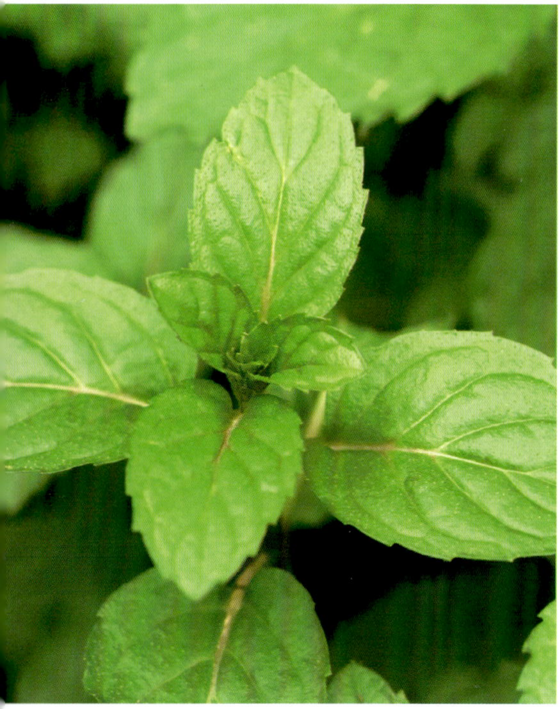

Sa composition étant proche de celle de l'huile d'arbre à thé, elle est préconisée pour le traitement de nombreuses infections touchant surtout les voies respiratoires et la peau. Grâce à sa forte teneur en certains esters, des molécules qui ont une action décontractante, elle relaxe le corps et le psychisme. Employée comme parfum d'ambiance, elle pourra aider l'enfant à se concentrer au moment des devoirs et à mieux mémoriser ses leçons.

Chez les enfants : action apaisante, anxiolytique, antibactérienne, antivirale, antipyrétique et antispasmodique. Agit sur la peau, la concentration, le sommeil.

Soulage votre enfant en cas de :

- ☺ difficultés de concentration au moment des devoirs ;
- ☺ fièvre ;
- ☺ infections : du rhume à la varicelle ;
- ☺ anxiété ;
- ☺ céphalées ;
- ☺ cystite.

⊕ **Remarque :** contrairement à la menthe poivrée (*Mentha × piperata*), l'huile de menthe citronnée ne contient pas de menthol : elle convient donc parfaitement aux enfants de moins de 6 ans.

Orange douce et orange sanguine

Citrus sinensis

Le rayon de soleil

En aromathérapie, l'huile d'orange douce compte parmi les essences les plus appréciées. Son parfum fruité et sucré égaie et fait oublier le stress et les tensions. Son action apaisante a été confirmée maintes fois par les spécialistes. Une étude réalisée par l'université de Vienne a même prouvé son effet anxiolytique lors de rendez-vous chez le dentiste. Également anti-inflammatoire, cette huile stimule la circulation lymphatique. Elle aide à prévenir les rhumes. Souvent anxieux et sujets aux changements d'humeur, les adolescents profitent de l'odeur de l'orange.
Chez les enfants hyperactifs, l'huile d'orange douce exprime ses vertus équilibrantes en développant le courage et la sérénité.
Les personnes particulièrement stressées préfèrent généralement l'huile essentielle d'orange sanguine pour son odeur plus ronde et fruitée qui favorise la détente. Ces deux huiles ont des effets identiques.

Chez les enfants : action antivirale, antibactérienne, apaisante, relaxante, anxiolytique et tonifiante psychiquement.

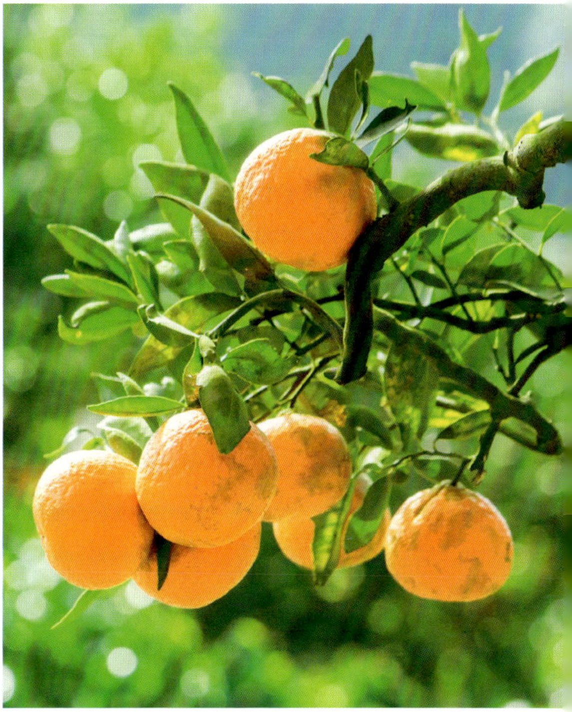

Soulage votre enfant en cas de :
- rhume ;
- cystite ;
- constipation ;
- stress à l'école ;
- anxiété ;
- angoisse de séparation ;
- nausées.

Alternative : pamplemousse (*Citrus paradisi*).

Racine d'angélique

Angelica archangelica

L'herbe aux anges

Autrefois, cette grande plante délicate était appelée herbe aux anges. Malheureusement, ses précieuses vertus sont trop souvent oubliées aujourd'hui. La peste, très contagieuse au Moyen Âge, faisait des milliers de victimes. Personne ne savait comment la soigner ou la prévenir. Un jour, d'après la légende, un archange montra à un homme une racine d'angélique qui poussait dans la forêt. C'était pour lui la plante médicinale idéale pour traiter la peste et beaucoup d'autres maladies.

La racine d'angélique sauva alors la population d'une mort certaine. Paracelse, un médecin de la Renaissance, présenta lui aussi cette plante évoquant le fenouil, qui se développait abondamment localement, comme le meilleur remède pour soigner les maladies internes. Avec son parfum âpre, l'huile essentielle de racine d'angélique est tonifiante.

Chez les enfants : action apaisante sur le psychisme (par exemple en cas de découragement), immunomodulatrice, légèrement antispasmodique, expectorante et apaisante.

Soulage votre enfant en cas de :

- ☺ états grippaux, toux et nez bouché ;
- ☺ maux de ventre ;
- ☺ découragement ;
- ☺ difficultés à l'endormissement.

⊕ **Remarque :** accroît la photosensibilité. Évitez l'exposition au soleil après application sur la peau.

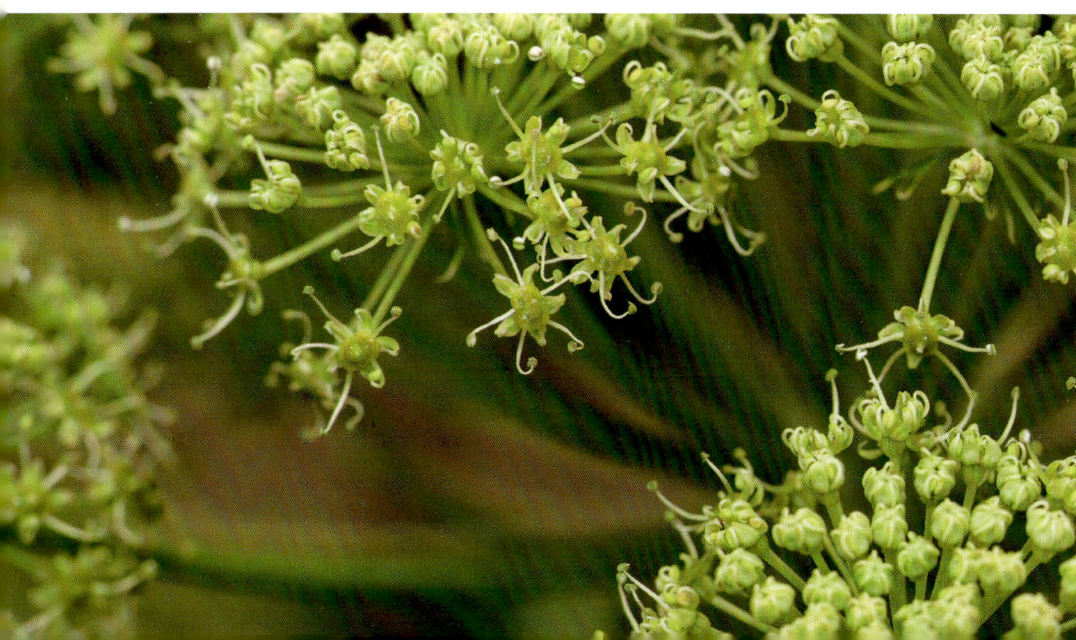

Thym à linalol

Thymus vulgaris chémotype linalol

L'huile du courage

Le mot « thym », qui vient du grec, évoque le « courage ». Dans la Rome antique, les soldats prenaient un bain de thym la veille de la bataille pour se donner du courage. Cette herbe aromatique était employée en cuisine pour relever les plats, également en infusion, et aussi pour confectionner des onguents et des remèdes.

L'huile essentielle de thym présente au moins six chémotypes (CT) différents, qui se distinguent par leurs substances et leur composition chimique. Afin de respecter la peau sensible de votre enfant, veillez à acheter l'huile de thym à linalol au doux parfum citronné. Elle traite efficacement la toux, le rhume et la bronchite.

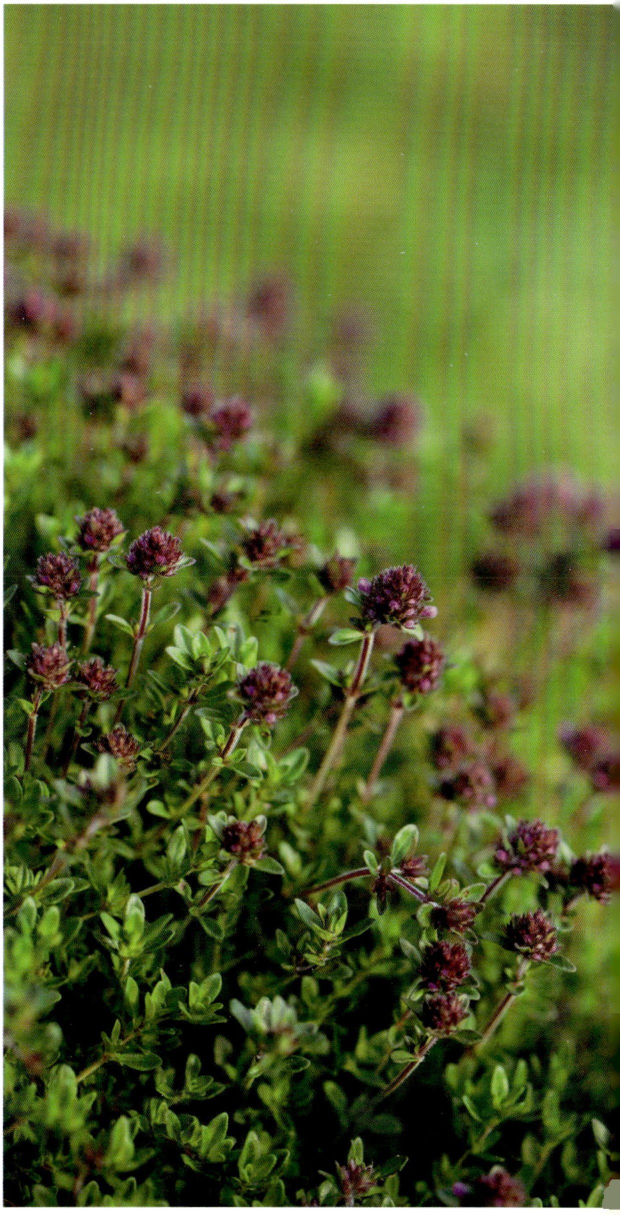

Chez les enfants : action antivirale, antibactérienne, antifongique, adaptée aux soins de la peau, décontractante et apaisante.

Soulage votre enfant en cas de :

- défenses immunitaires affaiblies ;
- otite ;
- bronchite ;
- rhume ;
- démangeaisons de la peau ;
- tristesse et sentiment d'incompréhension.

Les huiles végétales grasses

Les huiles grasses sont bien plus que de simples excipients ou diluants. Grâce à leur teneur en acides gras, en vitamines liposolubles et en substances qui se mêlent aux graisses, elles constituent une protection qui accompagne les processus métaboliques physiologiques dans la peau.

Huile d'amande douce

Prunus dulcis

L'amandier est probablement originaire de Chine et du Proche-Orient. Aujourd'hui, les amandes douces nous arrivent surtout d'Espagne et de Californie. Leur huile, qui sent la noix et la pâte d'amandes, est bien tolérée par la peau. Depuis les années 1980, elle est le grand classique des huiles employées pour les bébés et les enfants. Elle traite quasiment tous les problèmes de peau et sert à la préparation de la plupart des mélanges aromatiques. Elle pénètre bien dans la peau tout en l'hydratant.

Chez les enfants : apaise les démangeaisons, action relipidante pour les peaux squameuses et gercées.

Soulage votre enfant en cas de :

- ☺ traitement de la peau ;
- ☺ démangeaisons ;
- ☺ peau squameuse et gercée ;
- ☺ peau irritée ;
- ☺ érythème fessier.

Huile de coco

Cocos nucifera

L'huile vierge de coco au parfum exotique est originaire des tropiques. Elle fond à partir de 23 °C. Rafraîchissante et apaisante pour la peau, elle est adaptée aux soins des bébés les plus sensibles. Une étude a montré qu'elle était bénéfique à la santé des prématurés en massage. Elle hydrate également les cheveux secs et cassants. Les amateurs de noix de coco apprécieront son odeur et sa saveur. Dans cette graisse saine, on peut même faire de la friture.

L'huile de coco est également employée dans des préparations onctueuses, tels des soins des lèvres, ainsi que des crèmes pour les mains et les pieds.

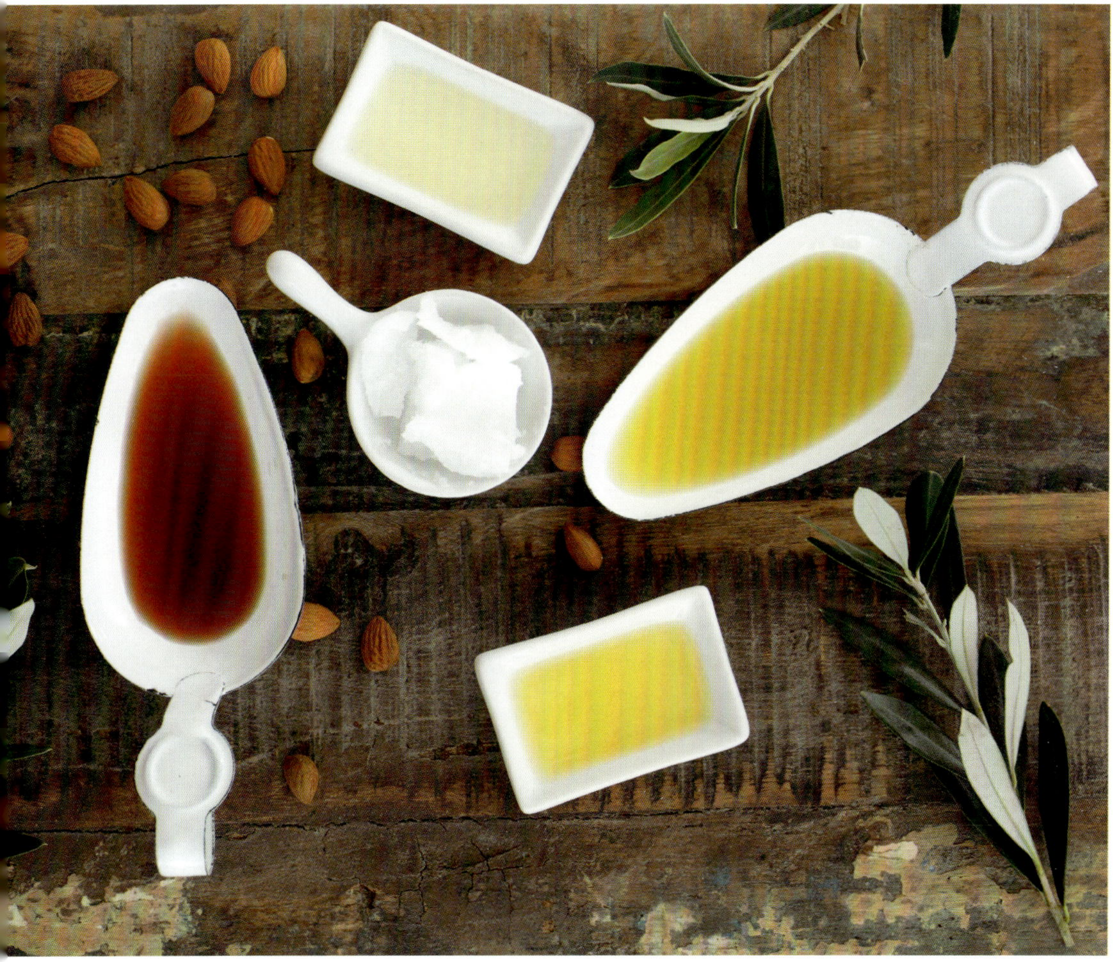

Des huiles adaptées à chaque emploi : elles ont des parfums et des vertus différentes. Leur couleur et leur viscosité peuvent varier considérablement.

Chez les enfants : action rafraîchissante, apaisante et bienfaisante pour la peau.

Soulage votre enfant en cas de :

- coups de soleil ;
- démangeaisons ;
- peau gercée (par exemple au niveau des lèvres).

HUILE DE COCO ET GRAISSE DE COCO

Ne confondez pas l'huile de coco vierge bio avec la graisse de coco raffinée et hydrogénée artificiellement que l'on trouve dans les supermarchés. Cette graisse bon marché réservée à la cuisson et à la friture est vendue sous forme de bloc. Elle est nocive pour la santé. Procurez-vous de l'huile de coco vierge !

Huile de jojoba (cire de jojoba)

Simmondsia californica (Buxus chinensis)

Cette huile incolore, presque inodore, est originaire du désert de Sonora. Sa composition diffère des autres huiles et graisses végétales. En réalité, il s'agit d'une cire qui se fluidifie à température ambiante. Comme elle ne rancit pas, elle se conserve longtemps, mais il est préférable de ne pas la garder plus de deux ans et demi pour des questions d'hygiène. Adaptée à tous les types de peau, l'huile de jojoba ne graisse pas. Ajoutez un peu d'huile d'olive pour traiter les peaux très sèches.

Chez les enfants : action anti-inflammatoire, cicatrisante, hydratante.

Soulage votre enfant en cas de :

- ☺ coups de soleil ;
- ☺ acné ;
- ☺ psoriasis.

Huile de millepertuis

Hypericum perforatum

L'huile de millepertuis est un macérat. À partir de la fête de la Saint-Jean, le 21 juin, les fleurs jaunes du millepertuis sont plongées plusieurs semaines dans de l'huile d'olive avant que cette dernière ne soit filtrée. L'huile, qui prend alors une couleur rouge sombre, extrait les précieuses substances liposolubles du millepertuis, d'où son nom d'huile rouge. L'hypéricine, qui lui confère sa couleur, a une action sédative et réchauffe la peau.

L'huile de millepertuis est l'huile de base la plus adaptée aux préparations visant à « réchauffer » et à soulager la douleur.

Chez les enfants : action « chauffante », antalgique, cicatrisante, antibactérienne, apaisante.

Soulage votre enfant en cas de :

- ☺ coups de soleil ;
- ☺ contusions et entorses ;
- ☺ brûlures légères ;
- ☺ douleurs de croissance ;
- ☺ otite.

Remarque : l'hypéricine contenue dans l'huile de millepertuis augmente le risque de photosensibilisation : éviter toute exposition à la lumière solaire après application.

UNE BONNE ALTERNATIVE

L'huile de millepertuis peut être remplacée par l'huile d'olive, disponible dans tous les foyers, qui réchauffe, stimule la circulation et protège la peau. Elle est anti-inflammatoire et antalgique grâce à sa teneur en oléocanthal.

Les huiles à principes actifs

Les huiles à principes actifs sont des huiles végétales grasses aux propriétés curatives que l'on ajoute à une huile de massage ou à un onguent. Employées pures, elles seraient trop intenses ou trop coûteuses, trop colorantes (par exemple l'huile d'argousier) ou trop odorantes (par exemple l'huile de calophyllum).

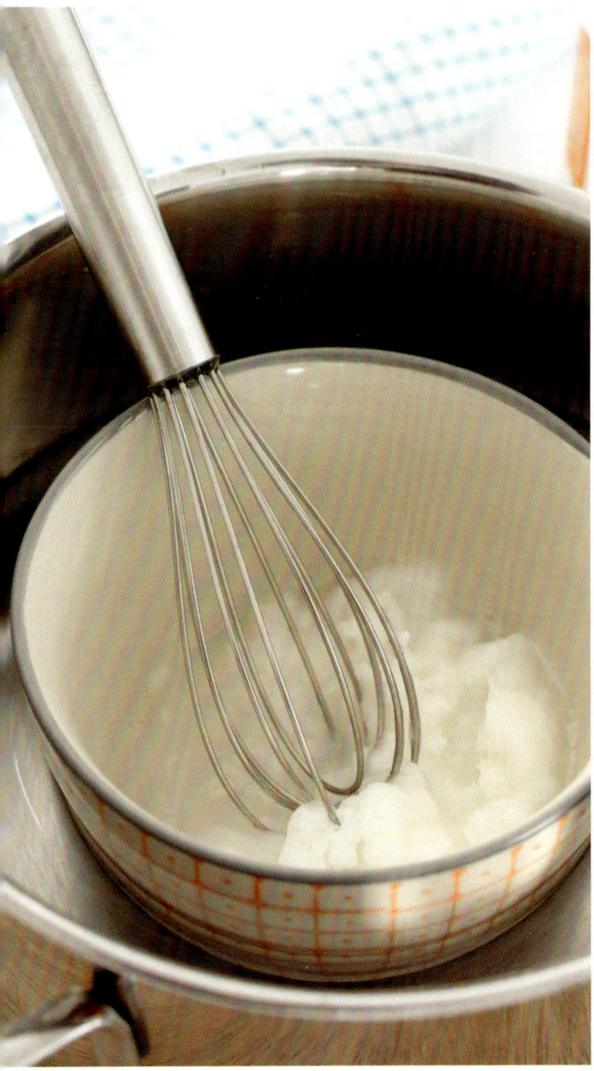

Beurre de karité

Vitellaria paradoxa

Essentiellement originaire du Burkina Faso, le beurre de karité à la couleur blanche est tantôt inodore, tantôt plus parfumé, jusqu'à sentir parfois l'étable à chèvres selon sa provenance et son traitement. Employé pour ses nombreuses vertus en Afrique de l'Ouest, il sert de base à de multiples onguents et crèmes sous nos latitudes. Il aide notamment à préserver la peau en l'assouplissant et en favorisant son élasticité. Chez la femme enceinte, il prévient les vergetures. Placé dans un endroit frais, il peut conserver ses propriétés près de deux ans.

Chez les enfants : régénère et hydrate la peau, bénéfique aux peaux sèches et gercées.

Excellent pour la peau, le beurre de karité se prépare facilement, mais il ne doit pas être chauffé trop fortement.

Huile d'argousier

Hippophae rhamnoides

Cette huile orange foncé au parfum fruité est employée en cas d'inflammation des muqueuses buccales. Sur les plaies ouvertes de la bouche, elle s'applique comme un pansement, apaise la douleur et stimule la guérison. Conservée au frais (sa consistance se raffermit), elle peut se garder près d'un an.

Chez les enfants : régénère la peau et les muqueuses, action fortement anti-inflammatoire, bénéfique à la peau.

Soulage votre enfant en cas de :

- ☺ aphtes ;
- ☺ muguet buccal ;
- ☺ coups de soleil ;
- ☺ peau sèche ou gercée.

Huile de calophyllum

Calophyllum inophyllum

L'odeur épicée qui émane de cette huile vert-brun évoque celle du bouillon Maggi™. Vous pourrez la conserver près de deux ans au frais (sa consistance s'épaissit).

Chez les enfants : action antivirale, anti-inflammatoire, cicatrisante.

Soulage votre enfant en cas de :

- ☺ cicatrisation ;
- ☺ zona (herpes zoster) ;
- ☺ varicelle ;
- ☺ acné et inflammation de la peau ;
- ☺ blessures purulentes.

Huile de chanvre

Cannabis sativa

Contenant des traces d'acide gamma-linolénique, l'huile de chanvre, verdâtre, est un bonheur pour les peaux souffrant de dermatite et d'eczéma. Selon le procédé d'extraction et son mode de conservation (de préférence au réfrigérateur), elle ne se garde pas plus de trois mois.

Chez les enfants : régénère la peau, action anti-inflammatoire.

Soulage votre enfant en cas de :

- ☺ dermatite atopique ;
- ☺ eczéma ;
- ☺ acné et dermatite inflammatoire.

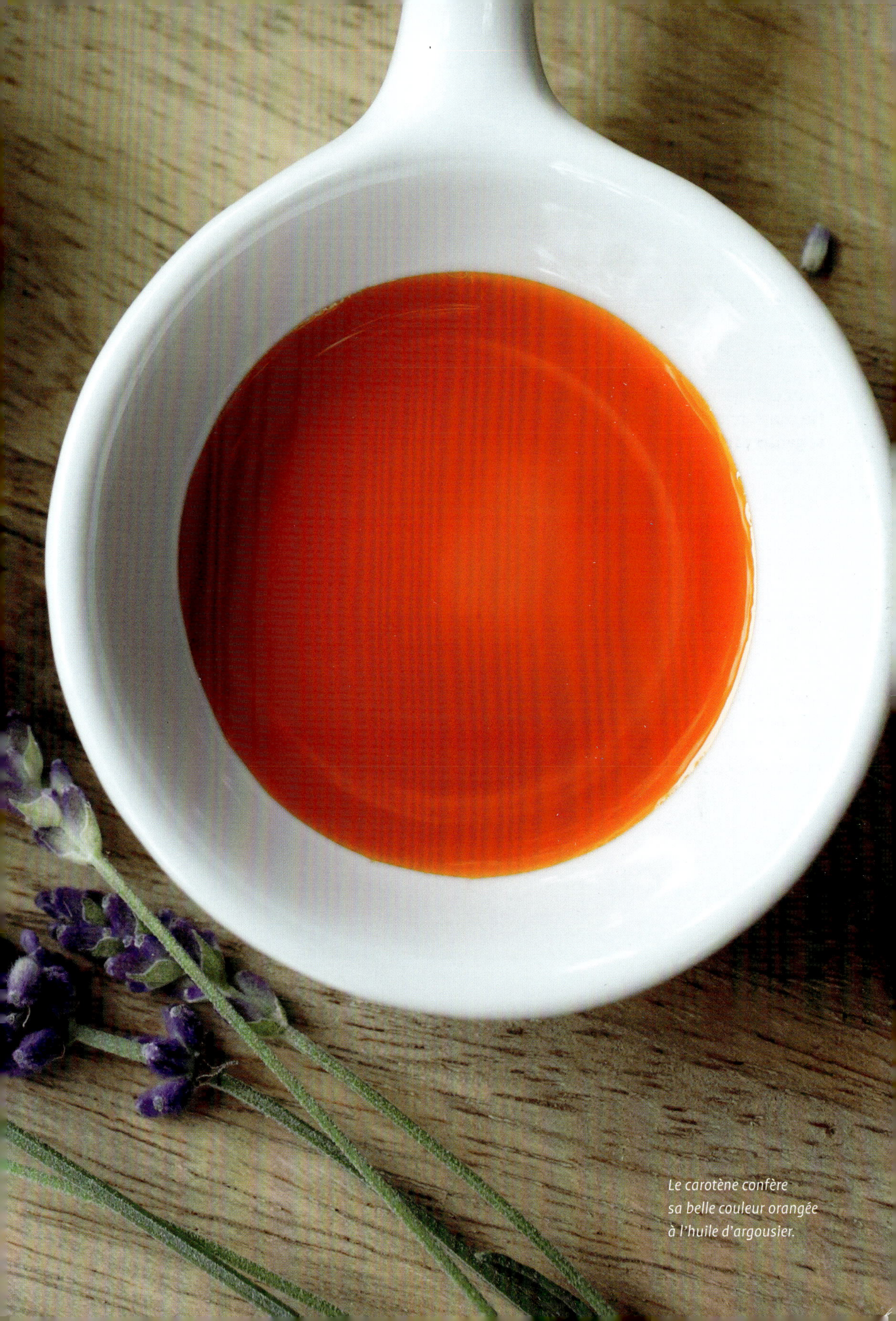

Le carotène confère sa belle couleur orangée à l'huile d'argousier.

Huile de germe de blé

Triticum aestivum

L'huile de germe de blé jaune d'or hydrate la peau et améliore son élasticité. Elle renforce aussi le tissu conjonctif. Mélangée au beurre de karité, elle permet de confectionner un baume adapté au ventre de la femme enceinte, afin de prévenir les vergetures. Placée au frais, cette huile peut se conserver un an.

Chez les enfants : huile grasse et bienfaisante pour la peau, action anti-inflammatoire.

Soulage votre enfant en cas de :
- ☺ peau sèche et gercée ;
- ☺ affection du pénis ou du clitoris (phimosis).

Huile d'onagre

Oenothera biennis

L'huile d'onagre jaune clair est riche en acide gamma-linolénique, si rare dans la nature. On l'emploie pour apaiser les démangeaisons et sur les peaux squameuses. Selon le procédé d'extraction et son mode de conservation (de préférence au réfrigérateur), elle ne se garde pas plus de trois mois.

Chez les enfants : régénère la peau, action hydratante, anti-inflammatoire.

Soulage votre enfant en cas de :
- ☺ dermatite atopique et peau squameuse ;
- ☺ eczéma ;
- ☺ peau sensible aux irritations.

Huile de rose musquée ou d'églantier

Rosa moschata ou *Rosa canina*

De couleur légèrement orangée, l'huile de rose musquée (*Rosa moschata*) est l'une des plus adaptées aux soins des cicatrices. Selon le procédé d'extraction et son mode de conservation (de préférence au réfrigérateur), elle se garde au maximum trois mois. L'huile d'églantier (*Rosa canina*) est équivalente. Les deux plantes sont proches.

Chez les enfants : régénère la peau, action cicatrisante, anti-inflammatoire.

Soulage votre enfant en cas de :
- ☺ cicatrisation ;
- ☺ acné et dermatites inflammatoires ;
- ☺ psoriasis.

Les hydrolats, des eaux miraculeuses

Recueillis dans l'eau d'entraînement lors de la distillation de plantes aromatiques ou médicinales, les hydrolats contiennent des molécules volatiles hydrosolubles. Ils sont plus doux et moins parfumés que les huiles essentielles.

L'emploi d'hydrolats est un excellent complément à l'aromathérapie : ils sont riches en substances hydrosolubles, tandis que les huiles essentielles sont composées des substances liposolubles des plantes aromatiques. Hydrolats, huiles végétales grasses, huiles à principes actifs et huiles essentielles contribuent tous, d'après l'expérience que nous en avons, à une aromathérapie efficace. La distillation à la vapeur d'eau d'herbes médicinales, de fleurs, de résines et de matières ligneuses n'est possible qu'avec une quantité suffisante d'eau, et les hydrolats en contiennent beaucoup (98 à 99,5 %). Soumise à la distillation, la vapeur d'eau passe à travers une couche de matière végétale et s'enrichit de ses composés. Un hydrolat et une huile essentielle provenant de la même plante peuvent contenir des substances différentes, les unes hydrosolubles, les autres liposolubles.

On peut toutefois observer que les plantes aromatiques et médicinales contiennent des principes actifs propres à chacune, que ce soit dans le cadre de préparations hydrosolubles ou liposolubles. Les hydrolats contiennent des substances comme le phényléthanol ayant un effet antalgique ou l'acide rosmarinique ayant une action fortement antioxydante. L'efficacité des hydrolats se situe entre celle d'une huile essentielle et celle d'une infusion. Dans certains cas, ils ne sont employés que dilués (l'hydrolat de lédon du Groenland ou de laurier noble, par exemple). Purs, ils sont peu concentrés en principes actifs. Les hydrolats de rose et de mélisse sont bien tolérés notamment par les peaux fines et sensibles des bébés et des personnes âgées. Ils peuvent servir à apaiser rapidement par vaporisation les petites plaies, les boutons, les yeux fatigués (s'ils sont fermés) et les zones gonflées.

Selon le procédé de fabrication et le respect des normes d'hygiène, les hydrolats peuvent donner lieu au développement de moisissures beaucoup plus rapidement que les huiles essentielles s'ils sont conditionnés en flacon (au bout de trois mois si le conditionnement n'est pas étanche). Pour cette raison, de nombreux fournisseurs emploient de l'alcool éthylique ou d'autres substances naturelles ou synthétiques

HYDROLATS EN VAPORISATEUR

Les hydrolats présentés en vaporisateurs sont adaptés aux emplois recommandés dans cet ouvrage.

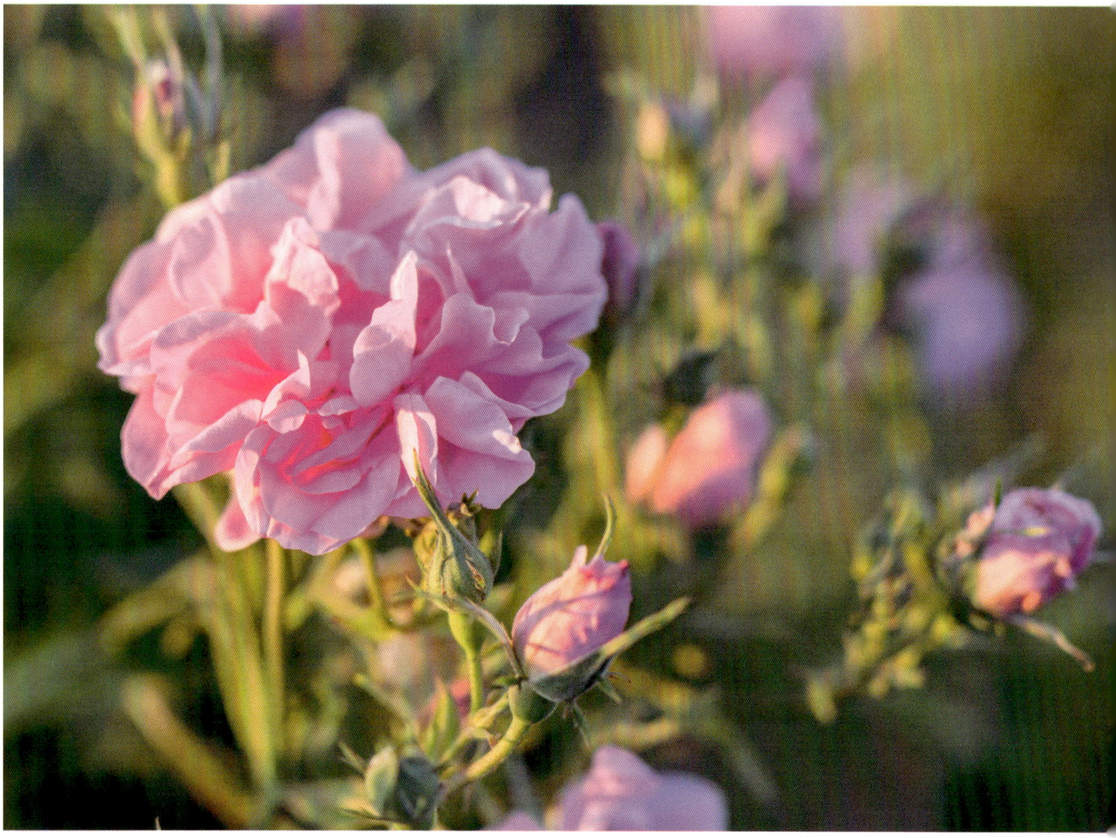

L'hydrolat de rose est l'un des remèdes les plus adaptés à la peau sensible des bébés.

pour mieux les conserver. L'alcool est sans doute un moyen adapté et naturel, conforme aux réglementations adoptées en cosmétique, mais il peut irriter les peaux sensibles surtout celle des jeunes enfants. Un hydrolat en contenant ne peut donc être appliqué sur les yeux et les fesses. L'extrait de racine de radis (leucidal) est un conservateur alternatif utilisé en cosmétologie qui permet d'appliquer le produit sur les yeux et les peaux sensibles.

Hydrolat de rose de Damas

Rosa x damascena

Beaucoup de religions considèrent la rose comme une plante médicinale : elle guérit, soigne les plaies et nous offre une possibilité de salut. C'est également le cas de l'hydrolat de rose de Damas (eau de rose) dans sa qualité pure et naturelle (voir encadré). Son parfum fleuri, qui comporte une petite note d'amertume, est rafraîchissant. De nombreux fournisseurs proposent divers hydrolats de rose.

Cet hydrolat a une action anti-inflammatoire plus efficace que toute forme de gouttes pour les yeux (voir encadré).

Le mot « hydrolat de rose » est le premier à avoir été prononcé par l'un de nos enfants. Il se plaignait souvent d'avoir mal à ses petites fesses, sur lesquelles je vaporisais cette « eau prodigieuse ». Comme son application sur les fesses est fraîche, je préparais mon petit en lui disant : « pschitt, pschitt ». Quelques jours plus tard, il réclamait ce remède bienfaisant en disant : « pschitt, pschitt ».

Chez les enfants : action fortement antalgique et anti-inflammatoire, équilibrante, antibactérienne, antifongique et antiprurigineuse.

EXEMPLES D'EMPLOI

Vaporisez de l'hydrolat, éventuellement froid, sur des compresses et appliquez-les sur les paupières fermées pour humidifier les yeux ou traiter la conjonctivite.

En cas de fièvre : enveloppez les mollets avec un linge imbibé d'hydrolat mélangé à de l'eau. L'eau ne doit jamais être froide, mais inférieure de quelques degrés à la température du corps.

En cas d'opération des amygdales et des dents : appliquez sur le cou ou les joues, ou sucez des cubes de glace d'hydrolat.

En cas d'impuretés cutanées pendant l'adolescence : en application quotidienne sur le visage.

Soulage votre enfant en cas de :

- ☺ yeux rougis, secs et irrités ou souffrant de conjonctivite ;
- ☺ infection oculaire des nourrissons (avec un hydrolat sans alcool !) ;
- ☺ érythème fessier ;
- ☺ opération des amygdales ou des dents ;
- ☺ sautes d'humeurs émotionnelles ;
- ☺ cycles menstruels pas encore stabilisés ou pendant la grossesse ;
- ☺ sert de base pour la confection d'un déodorant.

VEILLEZ À LA QUALITÉ

La réglementation pharmaceutique autorise l'intégration de composants synthétiques dans l'hydrolat de rose. Indépendamment des excipients chlorés (souvent irritants), presque toujours associés aux molécules odorantes synthétiques, on accorde peu d'importance aux différentes substances qui reproduisent le parfum naturel. Ces raisons suffisent donc à éviter des hydrolats synthétiques ou conventionnels pour leur préférer des hydrolats de qualité bio.

Hydrolat de lavande vraie

Lavandula angustifolia

Après notre première tentative, nous aurions pu passer à côté de l'hydrolat de lavande, tant l'odeur de celui que nous avions testé était éloignée de la lavande. Herbeux et boisé, il sentait presque les terpènes – ce qui n'est pas vraiment un parfum de choix. Jusqu'au jour où nous avons distillé la lavande nous-mêmes en employant uniquement les fleurs sans les autres parties de la plante. Le rendement est évidemment beaucoup plus réduit ! Nos efforts ont toutefois porté leurs fruits, car notre hydrolat exhalait un parfum délicieux. Plutôt que d'acheter un hydrolat de lavande dont l'odeur n'est pas convaincante, poursuivez vos recherches et comparez ! Veillez à ce qu'il soit distillé à partir de la lavande vraie et non du lavandin (p. 34). Administré par voie orale, l'hydrolat pur, à la saveur douce amère, n'a pas bon goût.

Chez les enfants : action apaisante, antiprurigineuse, antalgique et légèrement rafraîchissante.

Soulage votre enfant en cas de :

- ☺ coups de soleil ;
- ☺ brûlures légères ;
- ☺ égratignures ;
- ☺ acné ;
- ☺ sommeil agité ;
- ☺ anxiété au moment des examens (mélangé avec de l'hydrolat de mélisse) ;
- ☺ inquiétudes scolaires ;
- ☺ stress et tension nerveuse ;
- ☺ sert de « parfum » pour les enfants et les personnes sensibles ;
- ☺ sert de spray rafraîchissant pour le visage ;
- ☺ sert de base à la confection de déodorants ;
- ☺ sert de lotion nettoyante et apaisante pour les bébés (mélangée à proportion 1:1 avec de l'hydrolat de rose ou de camomille).

Hydrolat de mélisse

Melissa officinalis

L'hydrolat de mélisse est une eau végétale précieuse confectionnée à partir d'une plante qui se développe facilement sous nos latitudes. Il est plutôt bon marché et n'a rien à envier dans son action à la rose, qui est la reine des fleurs. La mélisse pousse souvent à foison quand elle se sent bien, mais l'obtention par distillation de son huile et de son hydrolat est loin d'être simple. Ses molécules odorantes, en quantités réduites, sont très sensibles à la chaleur et à l'oxydation. Autrefois, il fallait s'installer directement dans le champ afin de procéder à la distillation le plus rapidement possible après la récolte. Les quantités obtenues restaient pourtant maigres.

VAPORISER L'HYDROLAT PUR

Pour soigner les fesses de bébé : vaporiser sur la peau irritée en laissant bien sécher avant de mettre la couche.

En cas d'herpès labial et de varicelle : vaporiser toutes les heures sur les lésions dès les premiers symptômes.

Cet hydrolat a une légère saveur et une odeur de citronnelle, avec un arrière-goût de miel. Avec le temps, cet arôme développe une petite amertume et se met à sentir le foin.

L'hydrolat de mélisse peut avoir des emplois multiples. N'hésitez pas à y recourir !

Chez les enfants : action antiprurigineuse, antivirale (surtout en cas de varicelle et d'herpès), apaisante.

Soulage votre enfant en cas de :

- inflammations, notamment érythème fessier ;
- sécheresse et inflammation de la muqueuse nasale ;
- peau atopique ;

MAUX DE GORGE ET TDAH

En cas de maux de gorge : verser une cuillerée à café d'hydrolat dans un verre d'eau tiède et se gargariser.

En cas de TDAH : verser une cuillère à café d'hydrolat dans un petit verre d'eau. Boire lentement. Renouveler sur plusieurs semaines.

- piqûres d'insectes ;
- herpès labial ;
- maux de gorge (se gargariser) ;
- varicelle ;
- cauchemars réguliers ;
- stress et surmenage ;
- TDAH (ingérer).

Hydrolat d'hélichryse italienne (immortelle d'Italie)

Helichrysum italicum

L'immortelle est une plante singulière qui nous livre un hydrolat au parfum évoquant davantage les souks et les currys de l'Inde et du Proche-Orient qu'une odeur végétale : chaud et ensoleillé, il sent aussi le foin séché. Pour les parents, cet hydrolat, qui intègre la trousse des « premiers secours », est presque un remède miracle en cas de contusions, d'ecchymoses et de fractures. Selon sa qualité, il a les mêmes vertus que l'huile essentielle de la plante, beaucoup plus onéreuse. Un enfant que nous connaissons a même échappé au décollement de rétine après un coup reçu dans l'œil, grâce à des compresses de cet hydrolat appliquées toutes les dix minutes. L'ophtalmologue était très étonné du résultat.

Ingéré par voie orale, il a une action hautement dépurative et détoxifiante qui n'est pas indispensable pour les enfants qui, en outre, n'apprécient pas sa saveur.

Chez les enfants : action antalgique et décongestionnante en cas de contusions.

Soulage votre enfant en cas de :

- coups et contusions, notamment dans les yeux ;
- ecchymoses ;
- après des piqûres et incisions chirurgicales en cas d'opération ;
- après d'importants traitements dentaires (applications fraîches sur les joues, en gargarisme).

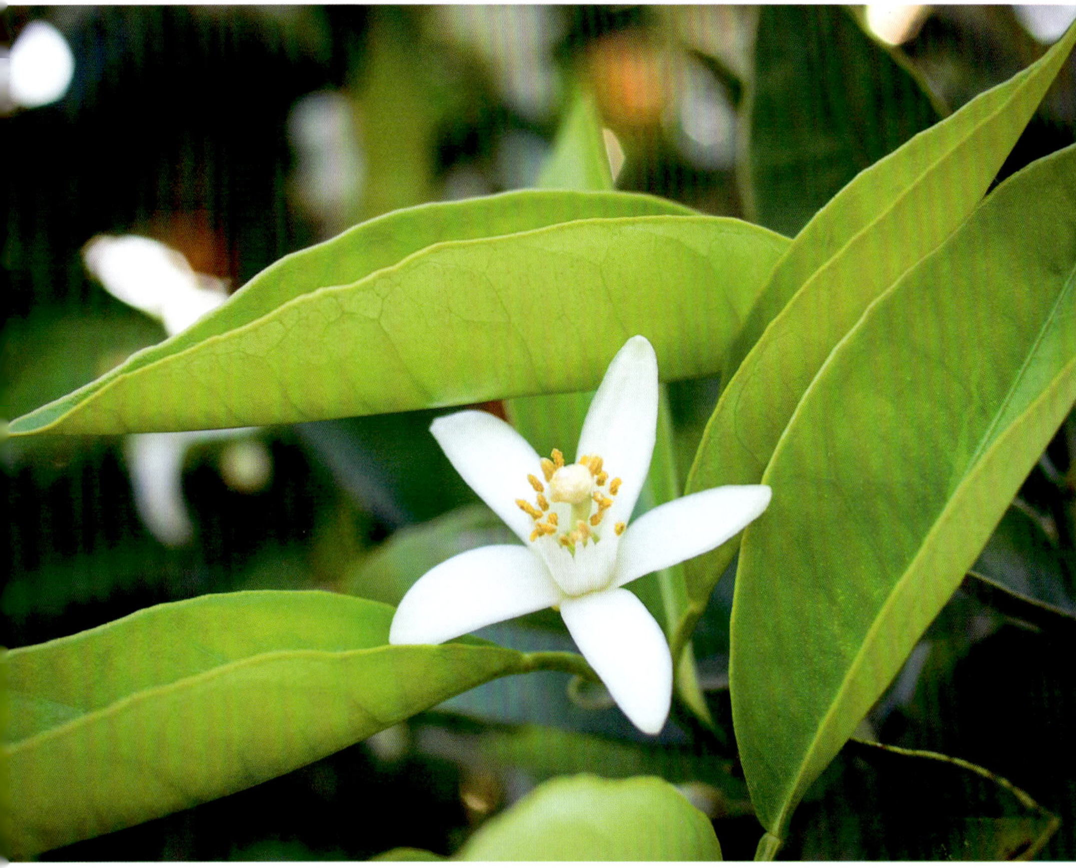

Hydrolat de fleur d'oranger (néroli)

Citrus aurantium

Il existe de nombreuses variétés d'hydrolats ou d'eaux florales de fleur d'oranger, appelés aussi « hydrolats de néroli ». Testez-en plusieurs afin de trouver celui dont le parfum vous conviendra le mieux. L'hydrolat de fleur d'oranger est une base qui convient aux sprays d'ambiance à base d'huile d'agrumes, car son parfum fleuri rappelle l'eau de Cologne, les vacances au soleil et les changements d'air. Comme l'eau de rose, il compte parmi les eaux florales les plus répandues mais aussi les plus falsifiées qui sont employées à des fins culinaires dans les pays producteurs. Veillez à la qualité bio et à la fiabilité du fournisseur ! Cet hydrolat contribue à apaiser les bébés agités et les enfants hyperactifs : versez-en tous les jours pendant un mois une cuillerée à café dans un verre d'eau ou un biberon de tisane.

Régulièrement paralysés par l'apprentissage ou la peur des examens, les élèves profiteront aussi de cette boisson apaisante (à consommer une à deux semaines avant les examens !). Certains hydrolats sont alcoolisés (de 13 à 15 %) pour favoriser leur conservation : vous réduirez leur teneur en alcool en les laissant reposer après les avoir chauffés légèrement.

Chez les enfants : action anti-inflammatoire, anxiolytique et apaisante.

Soulage votre enfant en cas de :
- expériences traumatisantes et situations effrayantes, après des cauchemars ;
- situations de stress, par exemple avant les examens et les exposés ;
- spasme des muscles respiratoires (susceptible de se répercuter sur la sensibilité psychique) ;
- acné (eau pour le visage : mélangé pour moitié de l'hydrolat de rose ; base dans un applicateur à bille).

Hydrolat de menthe poivrée

Mentha x piperita

Nous avons découvert cet hydrolat en France chez un distillateur, après un long après-midi passé à couper le thym. Il faisait chaud et le maniement de la faucille était très pénible. Après le travail, l'épouse de monsieur René nous a servi de l'eau agrémentée généreusement d'hydrolat de menthe poivrée. À l'époque, ils ne pouvaient pas vendre cette boisson – dans d'autres distilleries, on la jetait –, mais dans sa famille, elle avait la réputation de protéger de la chaleur. En spray sur le visage et le cou, surtout dans la voiture quand les températures sont estivales, elle est magistrale.

MAUX DE VENTRE ET AÉROPHAGIE
Versez 3 à 5 cuillerées à soupe d'hydrolat de menthe poivrée dans 1 litre d'eau et servez-en à l'enfant de temps en temps.

Cet hydrolat a un goût de menthe frais et léger évoquant le chewing-gum. Il est parfaitement adapté aux enfants trop rêveurs qui doivent se recentrer, surtout avant les examens.

Chez les enfants : action antiprurigineuse, antalgique, décontractante et rafraîchissante.

Soulage votre enfant en cas de :
- démangeaisons de la peau ;
- piqûres d'insectes (éventuellement sous forme de glaçon) ;
- fièvre (comme enveloppement des mollets, à préférer à l'huile de menthe poivrée) ;
- douleurs dentaires et gingivales (en gargarisme) ;
- maux de ventre et aérophagie ;
- rêves agités ;
- anxiété avant les examens.

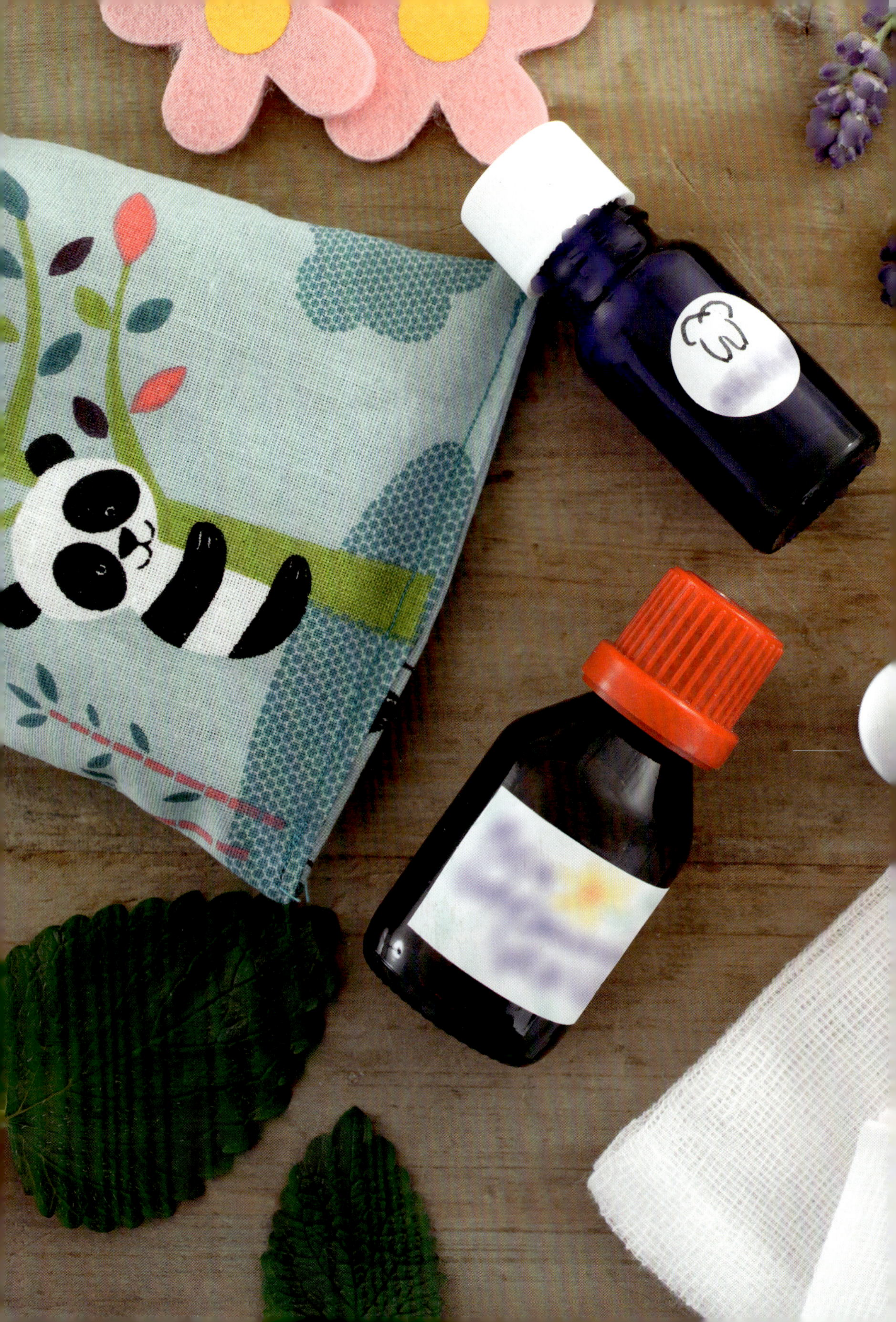

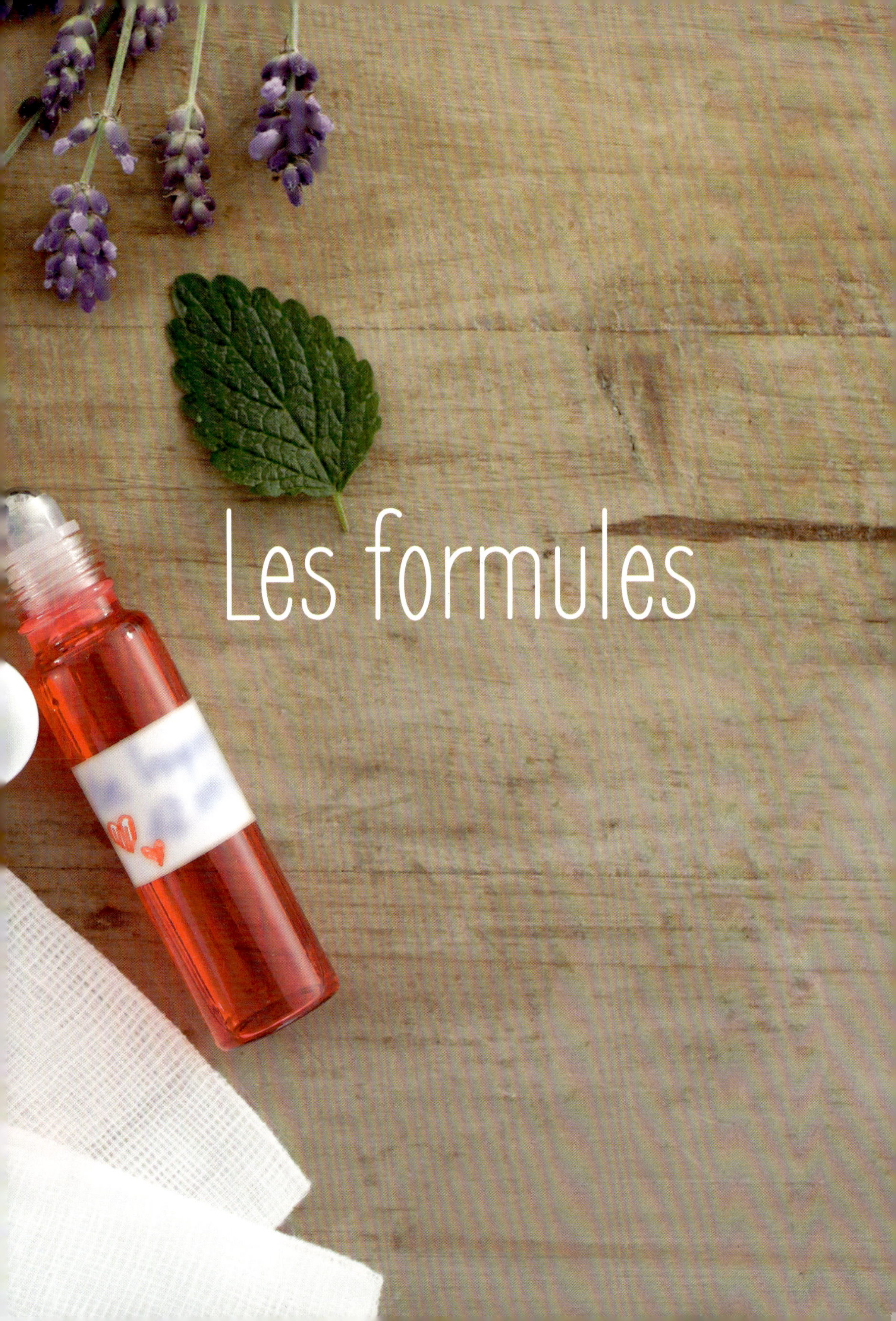

Les formules

Rhumes

Le rhume est l'un des premiers symptômes exprimant un état grippal. Le nez qui coule est généralement vécu comme une manifestation assez gênante. Pourtant, c'est plutôt bon signe.

QUAND LE NEZ COULE : BAUME

Le fait de se moucher souvent irrite la peau autour du nez et la fait rougir. Ce baume soulage la peau et dégage le nez.

1 c. à c. de beurre de karité
1 goutte d'HE de benjoin
Petite boîte de crème vide

- Faites fondre le beurre de karité au bain-marie, ajoutez l'huile essentielle et versez dans une petite boîte propre.
- Appliquez ce baume plusieurs fois par jour autour du nez.

DÉGAGER LE NEZ : BAUME

Avoir le nez bouché est non seulement désagréable, mais peut aussi provoquer une otite ou une sinusite.

1 c. à s. de beurre de karité ou d'huile de coco
1 goutte / 2 gouttes d'HE de cajeput
1 goutte / 2 gouttes d'HE de bois de Hô
Petite boîte de crème vide

- Faites fondre le beurre de karité ou l'huile de coco au bain-marie (ou sur un radiateur).
- Ajoutez les huiles essentielles, mélangez et versez dans une petite boîte propre.
- Appliquez plusieurs fois par jour autour du nez et sur les pommettes.

MOUCHOIRS PARFUMÉS

Les mouchoirs en papier parfumés permettent aux enfants de se moucher en ayant une sensation de bien-être.

1 goutte d'HE de cajeput
1 goutte d'HE de benjoin
Paquet de mouchoirs en papier

- Tirez une partie d'un mouchoir du milieu du paquet et versez-y les huiles essentielles.
- Remettez soigneusement le mouchoir au milieu du paquet avant de le fermer.
- En 1 heure, il parfume les autres mouchoirs qui peuvent alors être utilisés.

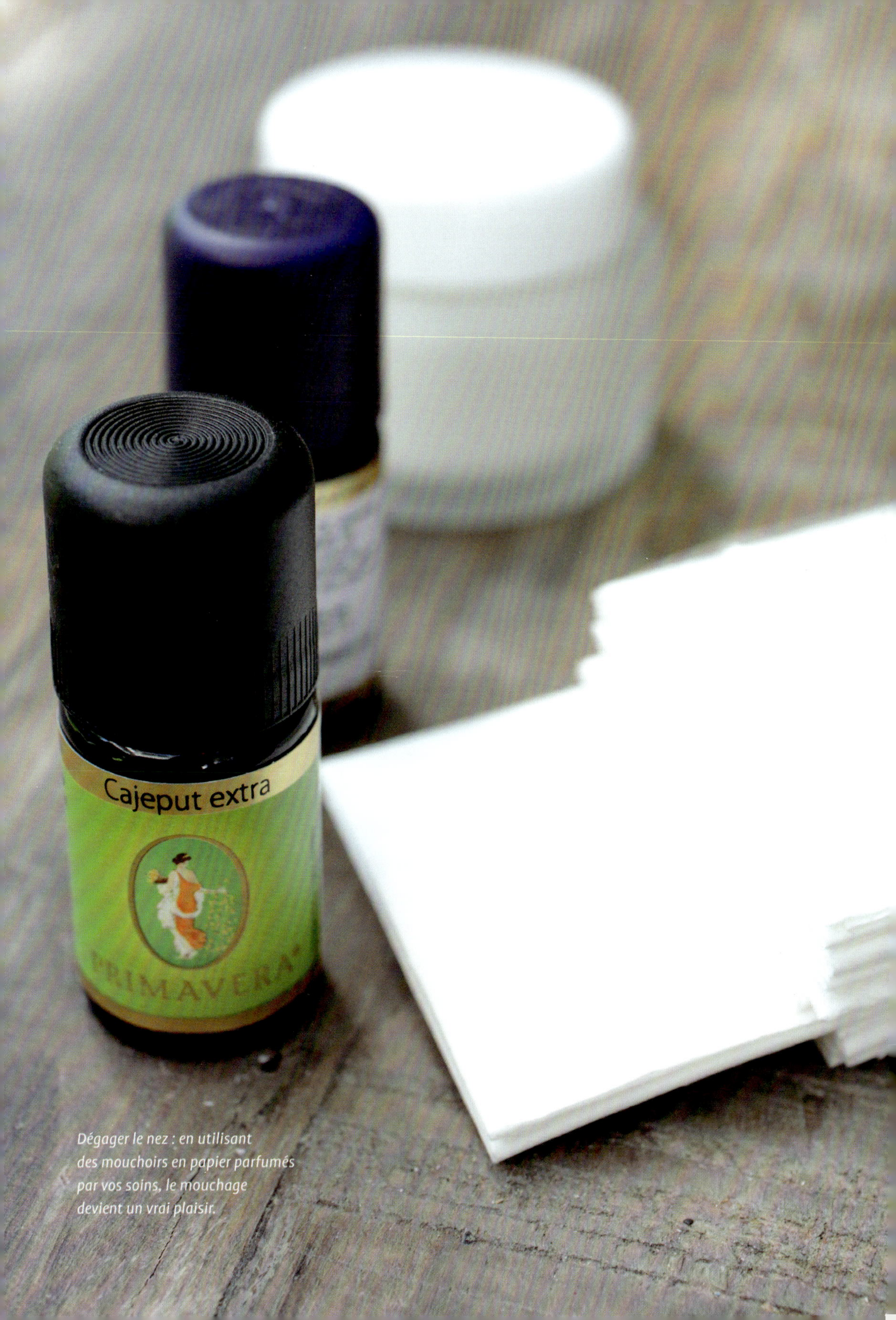

Dégager le nez : en utilisant des mouchoirs en papier parfumés par vos soins, le mouchage devient un vrai plaisir.

Otites

Parfois extrêmement douloureuses, les otites sont souvent traitées avec des antibiotiques. Nos préparations ont une action anti-inflammatoire et visent à apaiser la douleur.

COMPRESSES À L'OIGNON

Les huiles essentielles de l'oignon ont une action antalgique et anti-inflammatoire.

1 petit oignon
1 goutte d'HE de cajeput
1 goutte d'HE de lavande vraie
Bandage tubulaire ou chaussette en coton propre ou en laine vierge curative, bandeau ou bonnet

- Coupez l'oignon en petits dés, puis faites chauffer au bain-marie.
- Ajoutez les huiles essentielles.
- Enfermez les dés d'oignon dans un bandage tubulaire (ou dans une chaussette en coton) dont vous nouerez les extrémités et que vous appliquerez derrière les deux oreilles.
- Couvrez les oreilles avec de la laine vierge curative et un bandeau ou un bonnet. Laissez en place pendant au moins 1 heure.

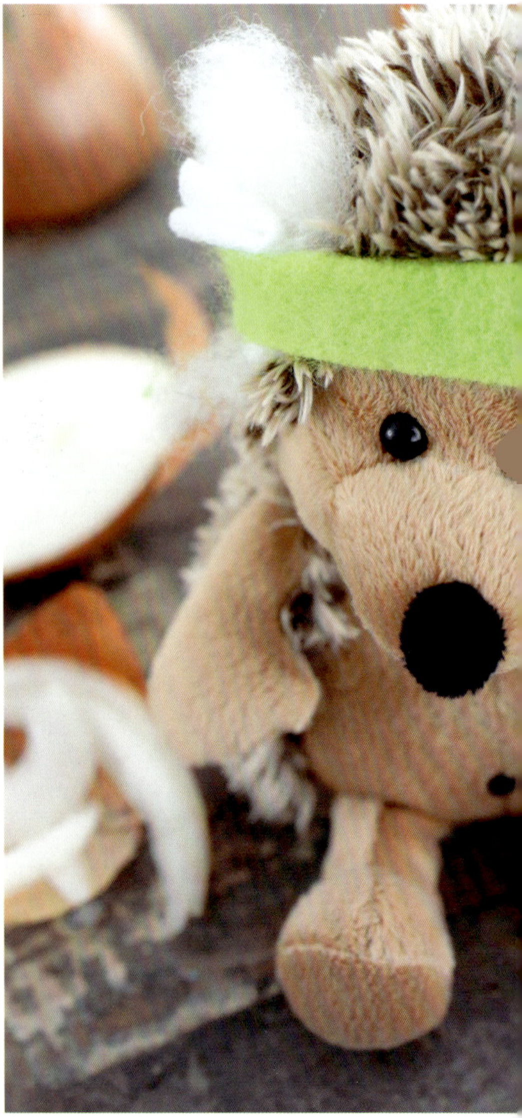

« Premiers secours » que l'on trouve dans la cuisine : les oignons contiennent des molécules odorantes qui inhibent la croissance des bactéries.

BAUME POUR LES OREILLES

Vous pouvez renforcer l'action de ce baume antalgique avec un peu de laine vierge curative sur les oreilles et un bandeau.

1 c. à c. de beurre de karité
1 c. à c. d'huile de millepertuis
1 / 1 d'HE de camomille romaine
3 / 5 d'HE de cajeput
2 / 2 d'HE de lavande vraie
Petite boîte de crème vide

- Faites fondre le beurre de karité au bain-marie.
- Ajoutez l'huile de millepertuis et les huiles essentielles, et versez dans une petite boîte propre après avoir mélangé le tout.
- Appliquez ce baume sous forme de massage derrière les oreilles trois à quatre fois par jour.

DES MOYENS BIEN PRATIQUES
Disponible en pharmacie, le bandage tubulaire permet d'envelopper complètement les oignons avant d'être placé derrière l'oreille. La laine vierge curative permet de couvrir et de réchauffer la zone concernée. On peut aussi la placer sous un foulard pour soulager les maux de gorge ou l'employer en guise de coussinets d'allaitement.

TAMPONS D'OUATE PARFUMÉS

Leur application soulage la douleur et réchauffe la zone concernée.

1 c. à c. d'huile de millepertuis
1 d'HE de cajeput
1 d'HE de benjoin
Tampons d'ouate, laine vierge curative, bandeau

- Versez les huiles essentielles dans l'huile de millepertuis.
- Répartissez la préparation sur deux petits tampons d'ouate et appliquez délicatement sur les oreilles (surtout pas dans le conduit auditif). Fixez-les avec de la laine vierge à effet curatif et un bandeau.

⊕ **Remarque :** ne versez jamais la préparation ou des gouttes d'huiles essentielles directement dans l'oreille.

VERTUS DE LA LAINE VIERGE CURATIVE
La laine brute non traitée est riche en lanoline naturelle qui agit comme antibactérien.

Maux de gorge

Les maux de gorge, qui s'intensifient rapidement, sont souvent liés à une infection virale. Les huiles végétales peuvent « lubrifier » la gorge et faciliter une déglutition devenue douloureuse et difficile.

GARGARISME AU SEL

Dans le sel, les huiles essentielles améliorent le goût et soulagent les douleurs inflammatoires.

100 g de sel
5 ml d'huile d'argousier (en option)
2 d'HE de citron
1 d'HE de manuka
Pot en verre hermétique

- Mélangez les ingrédients en les secouant dans un pot en verre.
- Versez ½ cuillerée à café de cette préparation dans ½ verre d'eau tiède avant de procéder au gargarisme pendant 1 à 2 minutes. Recrachez la solution.

FROID OU CHAUD ?
Faut-il boire froid ou chaud pour soulager les maux de gorge ? Cela dépend de chacun. Les enfants ont tendance à préférer les boissons tièdes aux boissons trop froides.

BAUME POUR LA GORGE

L'huile de coco a une action antivirale et, comme la précieuse huile d'argousier, elle apaise et rafraîchit les muqueuses, soulage lors de la déglutition.

45 g d'huile de coco
5 ml d'huile d'argousier
Pot en verre hermétique

- Faites fondre l'huile de coco au bain-marie avant de la mélanger à l'huile d'argousier.
- Versez dans un pot en verre hermétique.
- Laissez fondre une noisette de cette préparation dans la bouche avant de l'avaler.

Un baume pour la gorge : l'huile d'argousier mélangée à un gargarisme au sel apaise les muqueuses.

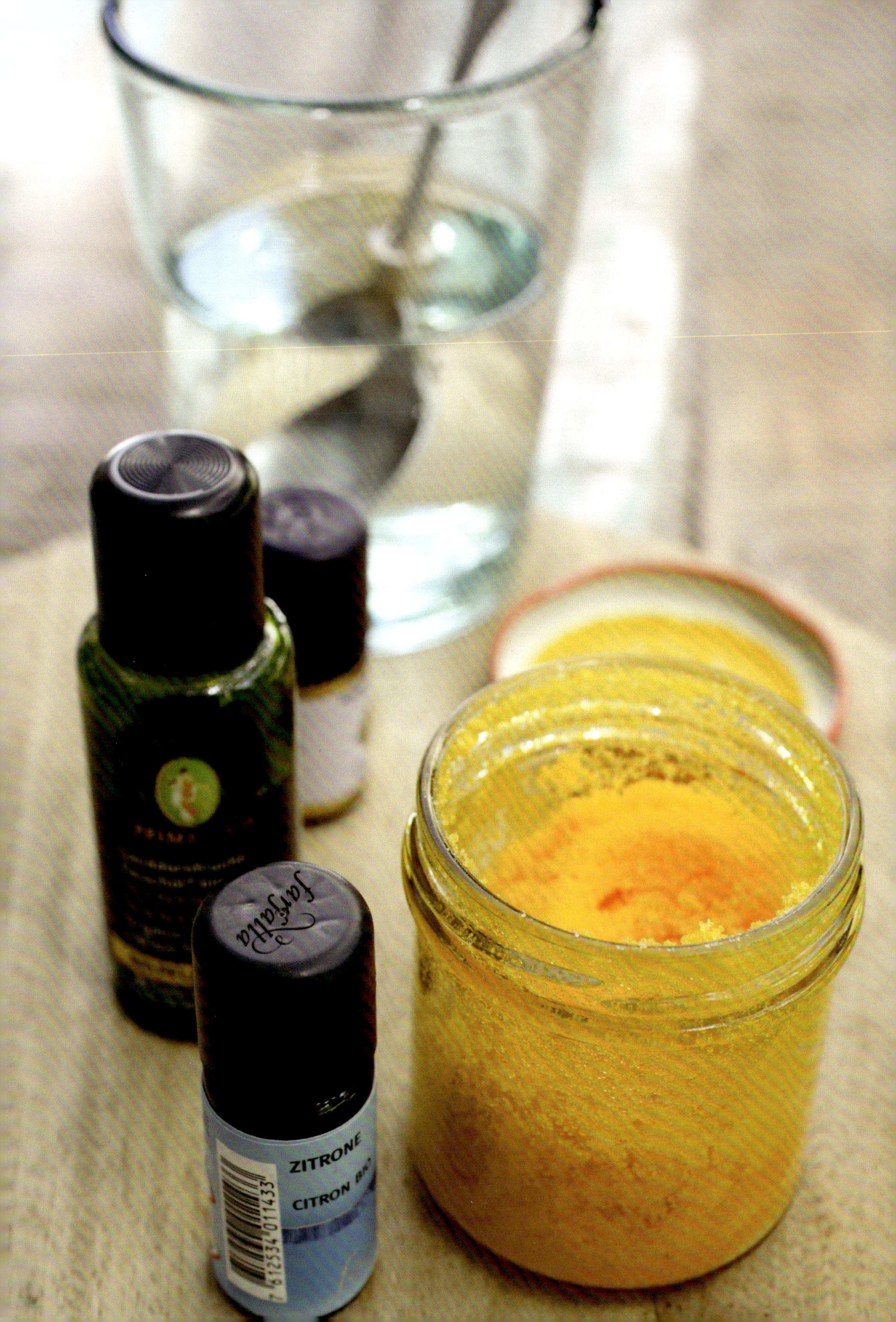
farfalla
ZITRONE
7 612534 011433

Toux

Belle « invention » de la nature, la toux permet de dégager les voies respiratoires en évacuant le mucus et les agents pathogènes qui siègent au niveau des bronches. Mais parfois, pénible et douloureuse, elle ne parvient pas à éliminer le mucus.

FRICTION EN CAS DE TOUX D'IRRITATION

Ce type de toux se manifeste souvent la nuit : à peine l'enfant est-il couché qu'il est pris d'une toux sèche.

1 c. à c. d'huile d'olive
1 d'HE de cèdre de l'Atlas
1 d'HE de benjoin

- Mélangez les ingrédients, puis frictionnez le buste et le dos.
- Des mouchoirs humectés près du lit peuvent contribuer à humidifier la pièce.

HUILE DÉCONGESTIONNANTE

Quand l'enfant se plaint de douleur au niveau de la poitrine en raison d'une toux permanente, les huiles essentielles antispasmodiques, anti-inflammatoires et apaisantes peuvent le soulager.

50 ml d'huile de millepertuis (ou d'huile d'olive)
2 / 4 d'HE de cèdre de l'Atlas
2 / 2 d'HE de mandarine rouge
2 / 2 d'HE de lavande vraie
2 / 4 d'HE de cajeput

- Mélangez les huiles essentielles à l'huile de millepertuis en les brassant.
- Frictionnez trois fois par jour la poitrine et le dos.

HUILE EXPECTORANTE EN CAS DE BRONCHITE

En cas de sécrétions trop fermes, les huiles essentielles peuvent aider à fluidifier le mucus en douceur, permettant de l'expectorer plus facilement.

50 ml d'huile de millepertuis (ou d'huile d'olive)
2 / 4 d'HE de cajeput
2 / 2 d'HE de benjoin
3 / 3 d'HE de lavande vraie
0 / 2 d'HE d'épicéa de Sibérie
0 / 3 d'HE de thym à linalol

- Mélangez les huiles essentielles à l'huile de millepertuis en les faisant tournoyer.
- Frictionnez trois fois par jour le buste et le dos avec cette préparation.

Remarque : pour bien expectorer, il faut boire beaucoup, de préférence de la tisane tiède, par exemple de la tisane de thym bio.

PRÉCAUTIONS À PRENDRE AVEC LES NOURRISSONS
Toutes les huiles essentielles contiennent des substances expectorantes, ce qui peut être problématique pour le nourrisson, qui ne sait pas encore expectorer. Les enfants apprennent à tousser en même temps qu'ils parviennent à se redresser, à se déplacer à quatre pattes et à marcher. Parallèlement, les muscles de la cage thoracique se développent.

Fièvre

Chez l'enfant, la fièvre constitue un signe du bon fonctionnement du système immunitaire. Les préparations suivantes ne sont pas conçues pour la faire baisser, mais pour apporter un apaisement.

COMPRESSE APAISANTE POUR LE POULS

Les hydrolats de rose et de lavande sont légèrement rafraîchissants et apaisants, mais ne provoquent pas de refroidissement excessif.

2 c. à s. d'hydrolat de rose ou de lavande
2 lingettes en coton de 10 × 5 cm

- Versez une cuillerée d'hydrolat sur les deux lingettes. Appliquez-les sur la face interne des poignets.
- Retirez quand elles sont chaudes, laissez-les refroidir quelques minutes à température ambiante avant de renouveler l'application.

COMPRESSE APAISANTE POUR LE FRONT

Légèrement rafraîchissante et apaisante sur l'enfant fiévreux, cette compresse peut également être employée pour les nourrissons.

1 c. à s. d'hydrolat de rose ou de lavande
1 lingette en coton de 10 × 5 cm

- Versez l'hydrolat sur la lingette. Appliquez-la sur le front jusqu'à ce qu'elle soit chaude.
- Laissez-la refroidir quelques minutes à température ambiante avant de renouveler si nécessaire.

SUPPORTER LA FIÈVRE

La fièvre contribue à ralentir la multiplication des virus et des bactéries, qui supportent assez mal la chaleur. Évitez donc de la faire baisser trop rapidement, mais accompagnez plutôt l'enfant en le surveillant et en lui donnant à boire pour l'hydrater. N'employez les compresses rafraîchissantes et les médicaments que si son état se dégrade sérieusement.

Sensibilité aux infections

Le système immunitaire des jeunes enfants est constamment sollicité et certains tombent souvent malades en raison des germes qui se transmettent. Un massage des pieds effectué le soir permet de renforcer les défenses immunitaires de votre petit.

MASSAGE DES PIEDS « FORT COMME UN BŒUF »

Des caresses et un massage agréables et bienfaisants renforcent l'action de ces huiles aux vertus immunostimulantes.

50 ml d'huile de millepertuis
2 gouttes d'HE de racine d'angélique
2 gouttes d'HE de lavande vraie
2 gouttes d'HE de cèdre de l'Atlas
2 gouttes d'HE de bois de Hô

- Mélangez les huiles essentielles à l'huile de millepertuis.
- Procédez à un massage quotidien des pieds avant le coucher.

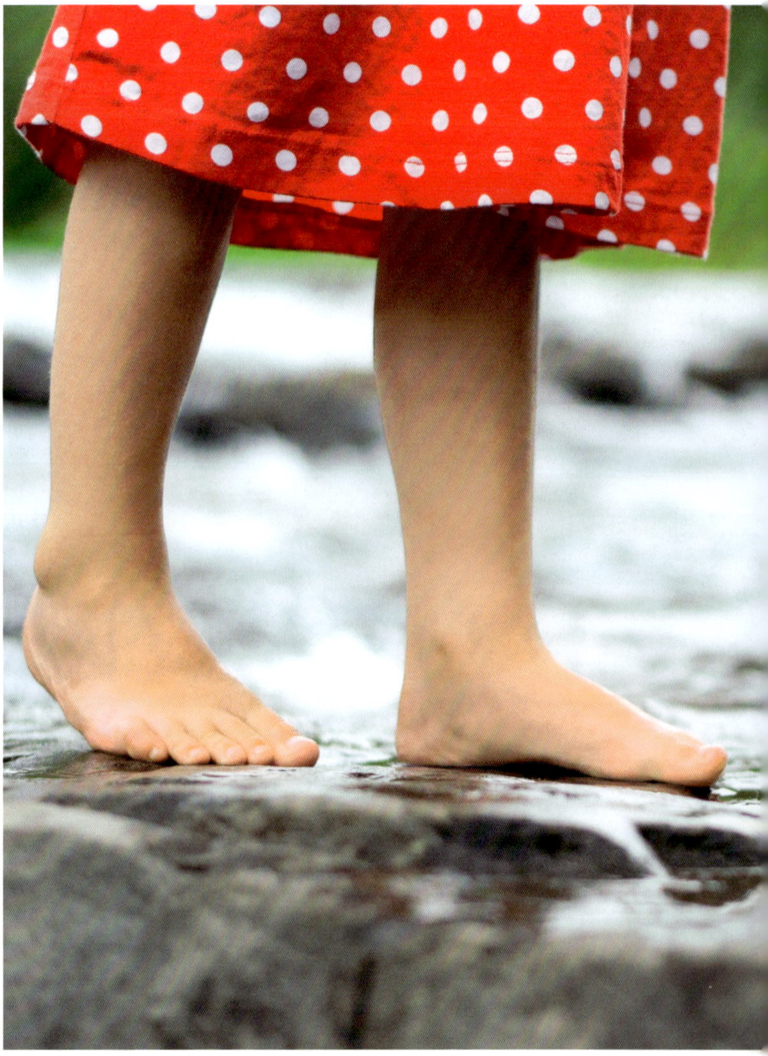

Quand les pieds prennent froid, on s'expose au risque d'infection.

Conjonctivite

Des yeux rougis sujets à des démangeaisons constituent souvent les premiers signes d'une conjonctivite. En se frottant les yeux, les enfants répandent les micro-organismes pathogènes, accentuant le risque de contagion.

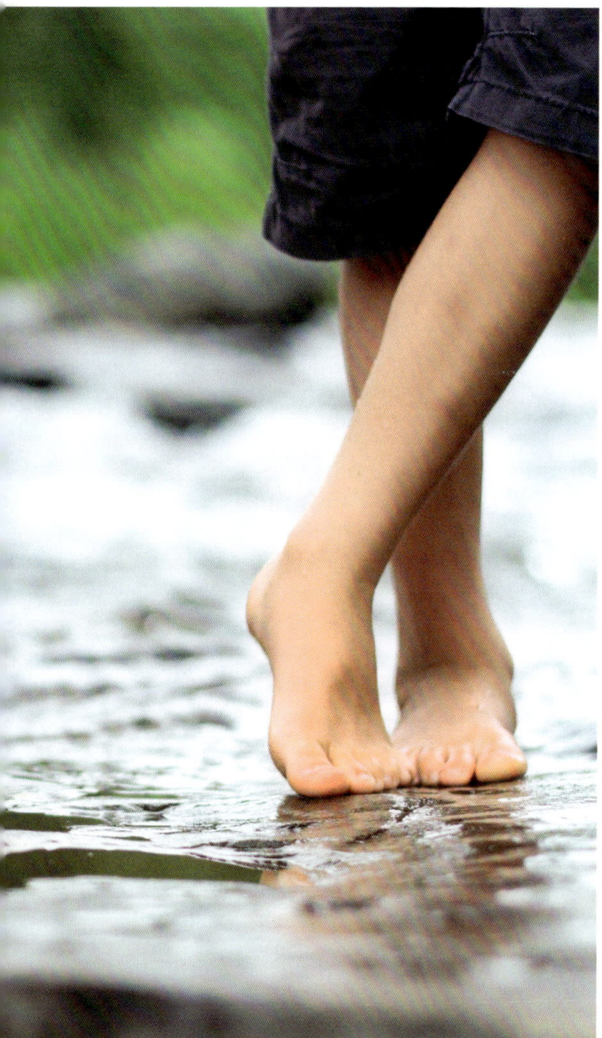

COMPRESSES PARFUMÉES À LA ROSE

Les compresses à l'hydrolat de rose soulagent rapidement. Elles sont anti-inflammatoires, rafraîchissantes et antiprurigineuses.

d'hydrolat de rose (sans alcool)
Disque de coton

- Vaporisez l'hydrolat sur un disque de coton à appliquer plusieurs minutes sur l'œil fermé.
- Renouvelez plusieurs fois par jour si nécessaire.

⊕ Important : utilisez impérativement un hydrolat de rose sans alcool ouvert depuis moins de deux mois ou conservé avec de l'extrait de racine de radis (leuconostoque/leucidal) bien toléré par les yeux.

Démangeaisons et éruptions cutanées

On ne sait pas toujours pourquoi la peau démange ou s'irrite. Parfois, la gêne survient apparemment sans raison et disparaît tout aussi vite. Certaines huiles essentielles peuvent apporter un soulagement rapide.

HUILE ANTIDÉMANGEAISONS

Cette préparation pour le corps vise à apaiser les démangeaisons et à soulager la peau.

25 ml d'huile de jojoba
25 ml d'huile d'onagre
3 gouttes d'HE de carotte sauvage
3 gouttes d'HE de manuka
2 gouttes d'HE de mélisse 10 %
2 gouttes d'HE de lavande vraie
ou de géranium rosat

- Mélangez l'huile de jojoba et l'huile d'onagre dans un flacon.
- Ajoutez les huiles essentielles.
- Appliquez sur la peau irritée.
- Pour renforcer l'action apaisante, vaporisez préalablement l'hydrolat de rose sur la peau.

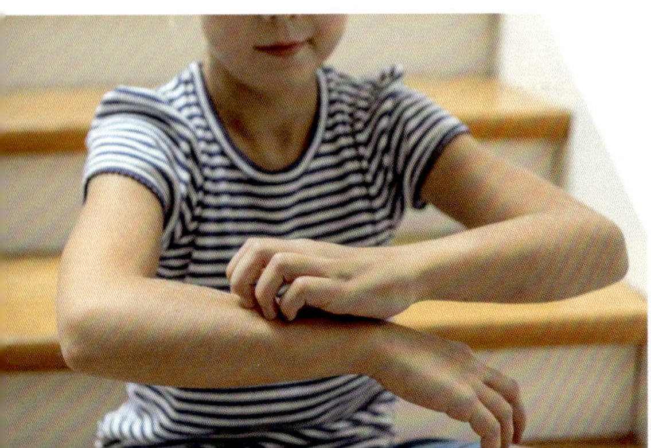

Les huiles essentielles contribuent à apaiser les démangeaisons.

HUILE POUR PEAU SENSIBLE

Certains enfants ont une peau très sensible qui nécessite des soins adaptés.

50 ml d'huile d'amande douce
3 gouttes d'HE de bois de Hô
3 gouttes d'HE de benjoin
2 gouttes d'HE de carotte sauvage

- Mélangez les huiles essentielles à l'huile d'amande douce.
- Massez la peau sensible du corps.

LOTION POUR LE CUIR CHEVELU

Cette lotion parfumée soulage les démangeaisons du cuir chevelu sans graisser les cheveux.

50 ml d'hydrolat de mélisse
2 gouttes d'HE de lavande vraie
2 gouttes d'HE d'arbre à thé
2 gouttes d'HE de cèdre de l'Atlas
Vaporisateur (50 ml)

- Versez l'hydrolat et les huiles essentielles dans un vaporisateur.
- Comme l'huile et l'hydrolat ne se mélangent pas, secouez bien le flacon avant chaque utilisation.
- Vaporisez le cuir chevelu avec parcimonie, si nécessaire.

Brûlures

Les petites brûlures font partie des accidents domestiques, et les huiles essentielles peuvent contribuer aux premiers soins. Consultez toujours un médecin en cas de brûlures graves occasionnant des cloques et lésant profondément la peau !

GLAÇONS DE LAVANDE

Les compresses froides à l'hydrolat de lavande ont une action antalgique et anti-inflammatoire.

100 ml d'hydrolat de lavande
Sachets ou bacs à glaçons

- Congelez l'hydrolat de lavande pur dans un sachet ou un bac à glaçons.
- Appliquez un glaçon sur la zone endolorie pour la rafraîchir.

HUILE DE SECOURS

L'huile essentielle de lavande est l'une des rares à pouvoir être employées pures en cas de brûlures. Elle a une action antalgique et stimule la régénération de la peau.

1 💧 d'HE de lavande vraie

- Appliquez l'huile de lavande sur la zone de peau concernée.

⊕ Remarque : évitez d'employer une huile essentielle de lavande ouverte depuis plus d'un an.

HUILE POUR APAISER LES BRÛLURES LÉGÈRES

Après avoir soigné les brûlures graves, appliquez cette huile apaisante.

10 ml d'huile de millepertuis
5 💧 / 5 💧 d'HE de lavande vraie
0 💧 / 2 💧 d'HE de menthe poivrée

- Versez les huiles essentielles dans l'huile de millepertuis, puis tamponnez légèrement la zone de peau concernée.

PREMIERS SECOURS
Rafraîchissez d'abord la brûlure légère avec des glaçons d'hydrolat de lavande. Employez cette huile après les premiers soins en cas de brûlure grave.

Coups de soleil

Les effets du soleil au printemps sont trop souvent sous-estimés. Les coups de soleil font alors rougir la peau, occasionnant une brûlure. Consultez votre médecin en cas de brûlure grave.

HUILE DE SOIN APRÈS-SOLAIRE

Après un bain de soleil prolongé, la peau requiert un soin régénérant particulier.

50 ml de macérat huileux d'aloe vera
10 gouttes d'huile d'argousier
10 gouttes d'HE de lavande vraie
2 gouttes d'HE de carotte sauvage

- Mélangez les ingrédients, puis appliquez sur la peau de l'enfant après l'exposition au soleil.

Conseil : vaporisez sur la peau l'hydrolat de lavande froid pour un apaisement rapide.

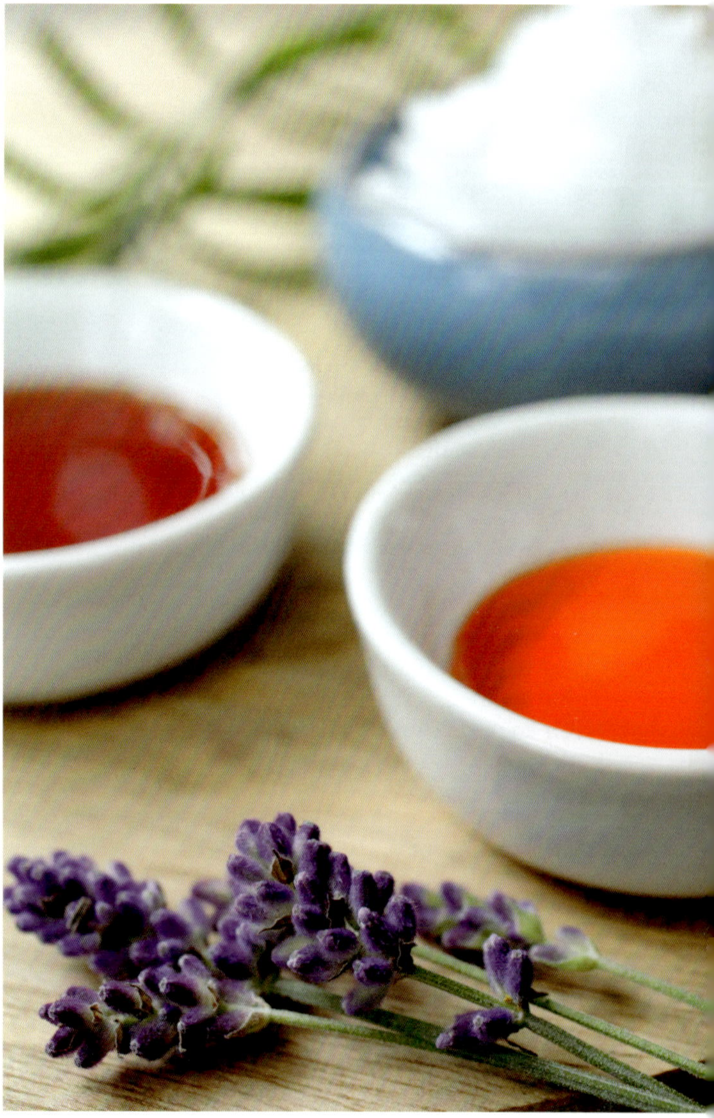

En cas de coups de soleil, commencez par rafraîchir la peau. Les huiles essentielles peuvent ensuite accélérer sa guérison.

Piqûres d'insectes

Les abeilles et certains insectes ne nous épargnent pas avec leurs piqûres. Les tiques sont parfois aussi à l'origine de problèmes de santé sérieux. Les essences naturelles, tels l'eucalyptus citronné, la citronnelle et le géranium rosat, peuvent éloigner ces insectes.

BAUME POUR ÉLOIGNER LES TIQUES

Les tiques transmettent de plus en plus souvent des maladies, comme la maladie de Lyme ou l'encéphalite à tiques. L'odeur de l'acide laurique les maintient à distance et l'huile de coco en contient beaucoup.

100 g d'huile de coco
4 / 8 d'HE d'eucalyptus citronné
2 / 4 d'HE de cèdre de l'Atlas
2 / 4 d'HE de lavande vraie
1 / 2 d'HE de géranium rosat
1 / 2 d'HE de manuka
Pot en verre hermétique

- Faites fondre l'huile de coco dans un pot en verre, au bain-marie ou sur un radiateur chaud.
- Ajoutez les huiles essentielles et secouez le pot fermé 1 à 2 minutes. Laissez refroidir avant emploi.
- Appliquez ce baume sur la peau exposée avant les sorties en plein air.

COMPRESSE DE SOIN POUR LES PIQÛRES D'INSECTES INFECTÉES ET GONFLÉES

Ces compresses froides apaisent les démangeaisons et ont une action décongestionnante et antalgique.

100 ml de vodka, d'alcool de blé ou de vinaigre de pomme
2 / 2 d'HE de cajeput
2 / 2 d'HE de lavande vraie
0 / 1 d'HE de menthe poivrée
Lingette en coton de 10 × 10 cm

- Mélangez les ingrédients dans une coupelle.
- Versez la préparation sur une lingette à appliquer environ 20 minutes sur la zone concernée.

SI VOTRE ENFANT EST PIQUÉ PAR UNE TIQUE
Retirez délicatement la tique sans l'écraser avec un tire-tique. Après et seulement après, vous pourrez appliquer un coton-tige imprégné d'1 goutte d'huile essentielle de clou de girofle de qualité. Pour les enfants de moins de 4 ans, diluez 2 gouttes de cette huile dans 2 ml d'huile de millepertuis.

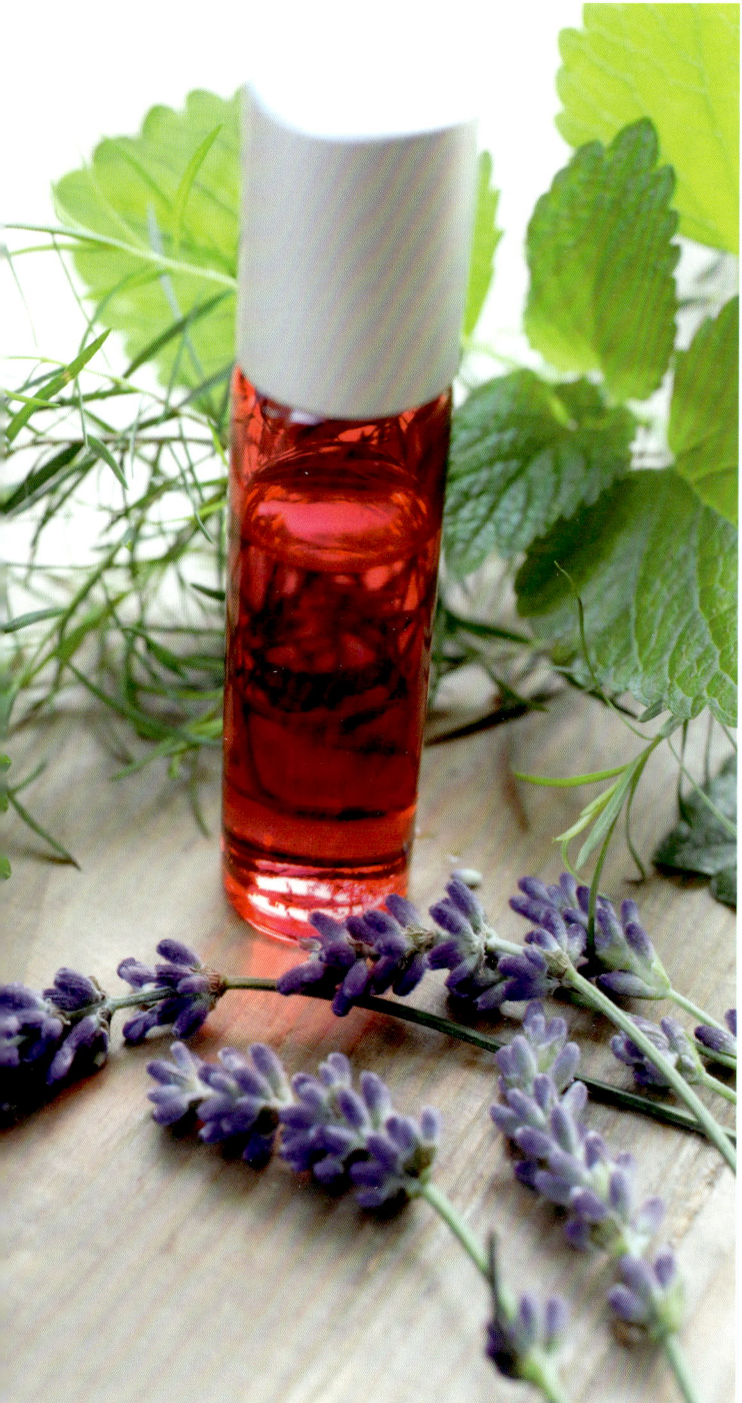

ROLL-ON ANTIDÉMANGEAISONS

Cette préparation à l'action rafraîchissante et anti-inflammatoire calme les démangeaisons. Dans un flacon à bille, il tient dans une poche et fait partie des remèdes familiaux.

10 ml de vodka ou d'huile de jojoba
1 / 1 / 5 d'HE de lavande vraie
1 / 1 / 3 d'HE de manuka
1 / 2 / 2 d'HE de mélisse
0 / 0 / 2 d'HE de menthe poivrée
Applicateur à bille

- Versez les ingrédients dans un flacon avec applicateur à bille.
- Secouez avant emploi.
- Appliquez sur les endroits qui démangent.

Conseil : les glaçons de lavande (p. 69) décongestionnent les piqûres d'insectes et apaisent les démangeaisons.

Les roll-on sont pratiques, car les jeunes enfants peuvent les utiliser sans aide.

Eczéma et dermatite atopique

« Maman, ça gratte ! » C'est ce qu'entendent souvent les parents d'enfants souffrant de dermatite atopique. Un remède bien toléré et antiprurigineux permet de calmer la douleur.

HUILE DE SOIN BIENFAISANTE

L'acide gamma-linolénique contenu dans l'huile de chanvre et l'huile d'onagre calme les démangeaisons et rééquilibre la peau.

25 ml d'huile de chanvre ou d'onagre
25 ml d'huile de jojoba
3 💧 d'HE de ciste
3 💧 d'HE de lavande vraie
3 💧 d'HE de carotte sauvage
Pot en verre ou bouteille hermétique (50 ml)

- Mélangez les huiles essentielles à l'huile de chanvre et de jojoba.
- Massez les zones concernées une à deux fois par jour.

SOINS AU FIL DES SAISONS

Les soins de la peau doivent tenir compte de la météo : quand, en automne et en hiver, l'air est froid à l'extérieur et très sec à l'intérieur à cause du chauffage, la peau a besoin de soins plus gras qu'en été.
Notre huile de soin bienfaisante, plus « légère », est bien supportée l'été. En hiver, optez pour le baume au beurre de karité, plus riche.
Veillez également à ce que la consistance convienne à l'enfant : certains préfèrent les crèmes, d'autres les huiles et d'autres encore les préparations vaporisées.

BAUME AU BEURRE DE KARITÉ

Le beurre de karité, les huiles essentielles anti-inflammatoires et antiprurigineuses, ainsi que la très régénérante huile d'argousier offrent un soin adapté à l'hiver.

30 g de beurre de karité
10 g d'huile de coco
10 ml d'huile d'églantier
5 gouttes d'huile d'argousier
2 💧 d'HE de manuka
2 💧 d'HE de ciste
2 💧 d'HE de lavande vraie
Pot en verre hermétique

- Faites fondre l'huile de coco et le beurre de karité dans un pot en verre, au bain-marie ou sur un radiateur chaud.
- Ajoutez les huiles essentielles et l'huile d'argousier dans le mélange fluidifié.
- Fermez le pot et agitez 1 à 2 minutes avant de laisser refroidir.
- Employez ce baume pour masser les zones qui démangent.

(!) Conseil : il existe également des huiles essentielles végétales contenant de l'acide gamma-linolénique que l'on peut administrer par voie orale. Vous pouvez vous procurer des capsules d'huile d'onagre dans les commerces bio ou en pharmacie.

Très sensible, l'huile d'onagre se conserve plus longtemps sous forme de capsules que dans un flacon.

SELS DE BAIN CARESSANTS

Cette préparation à base de sel marin détend aussi bien la peau que l'esprit et apaise les démangeaisons. La bienfaisante huile de jojoba laisse une agréable sensation de douceur.

200 g de sel marin
5 c. à s. d'huile de jojoba
5 💧 d'HE de ciste
5 💧 d'HE de lavande vraie
5 💧 d'HE de géranium rosat
5 💧 d'HE de carotte sauvage
Pot en verre hermétique

- Versez le sel marin dans un gros pot en verre.
- Dans une coupelle, mélangez les huiles essentielles à l'huile de jojoba, puis versez sur le sel en remuant.
- Comptez 3 à 4 cuillerées à soupe de sels de bain pour une baignoire remplie.

SPRAY RAFRAÎCHISSANT POUR LE CORPS

Légèrement rafraîchissant, ce spray apaise les démangeaisons. Vaporisez-le directement sur la peau quand celles-ci deviennent insupportables.

20 ml / 20 ml d'hydrolat de rose
20 ml / 20 ml d'hydrolat de lavande
0 ml / 10 ml d'hydrolat d'arbre à thé ou
0 ml / 10 ml d'hydrolat de menthe poivrée
Vaporisateur (50 ml)

- Mélangez les hydrolats dans un vaporisateur.
- Vaporisez sur les zones concernées si nécessaire.

GEL D'ALOE VERA « ÇA NE ME GRATTE PAS ! »

Rafraîchissant pour la peau, le gel d'aloe vera apaise les démangeaisons. Cette préparation est adaptée aux enfants qui ne supportent ni les huiles ni les crèmes.

50 ml de gel d'aloe vera
1 💧 / 2 💧 d'HE de menthe citronnée
2 💧 / 4 💧 d'HE de ciste
2 💧 / 4 💧 d'HE de lavande vraie
Pot en verre hermétique, spatule

- Mélangez les huiles essentielles et le gel d'aloe vera dans un pot en verre.
- Servez-vous de la quantité souhaitée en employant toujours une spatule. Appliquez une à deux fois par jour sur les zones concernées.

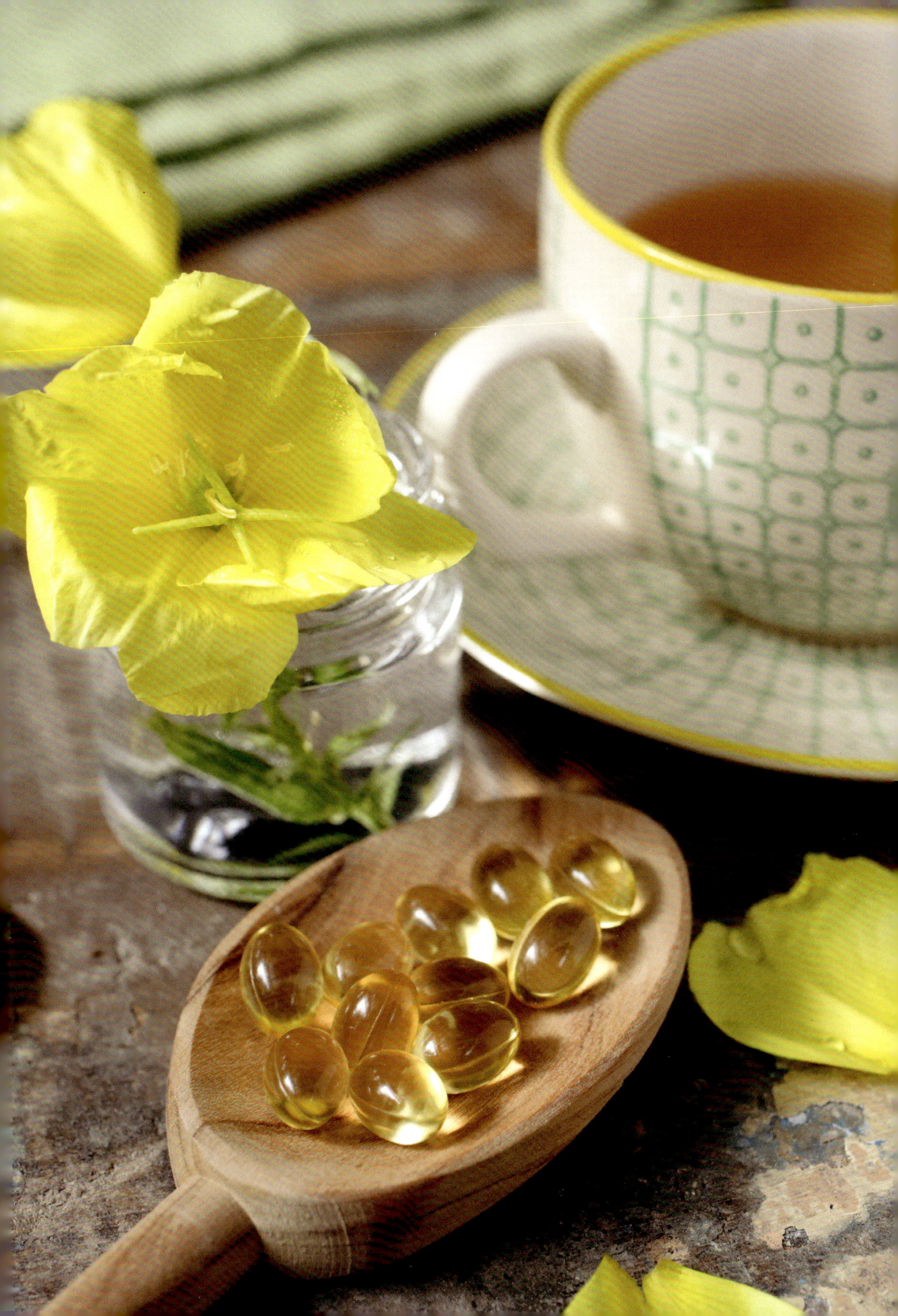

Acné du nourrisson

L'acné est un mot qui fait davantage penser aux manifestations cutanées de l'adolescence. Pourtant de petits boutons d'acné apparaissent aussi parfois soudainement entre 3 et 6 mois chez le nourrisson. Ils sont sans conséquences et les soins restent légers.

HYDROLAT DE ROSE EN SPRAY

L'hydrolat de rose a une action antiprurigineuse, anti-inflammatoire et légèrement rafraîchissante.

d'hydrolat de rose
Disque ou lingette de coton

- Vaporisez l'hydrolat de rose sur un disque ou une lingette de coton avant de l'appliquer délicatement sur les zones concernées.

HUILE POUR LE VISAGE

Cette préparation anti-inflammatoire soulage la peau du visage du bébé.

10 ml d'huile de calendula
1 d'HE de bois de Hô
1 d'HE de manuka

- Versez les huiles essentielles dans l'huile de calendula, puis tamponnez les petits boutons d'acné.

MÈRES ALLAITANTES
Vous pouvez tamponner les boutons avec du lait maternel.

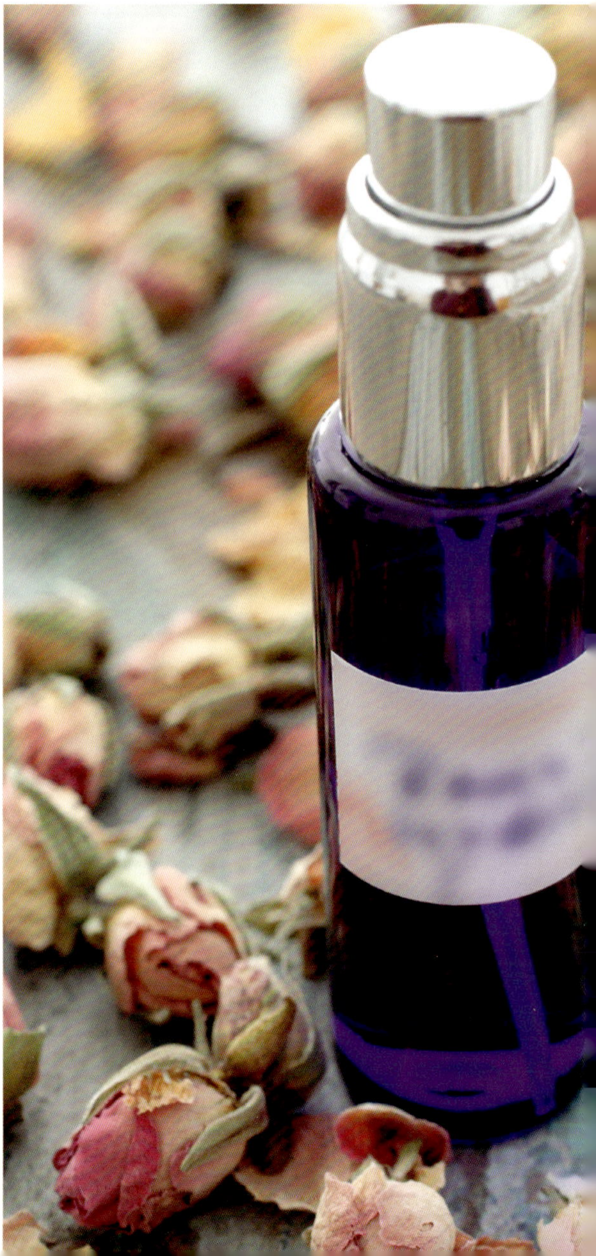

Cette eau florale apaisante est un bon recours dans de nombreux cas.

Croûtes de lait

Les croûtes jaunâtres qui apparaissent sur le crâne des nourrissons sont généralement bénignes, mais elles peuvent provoquer des démangeaisons. Les huiles végétales grasses permettent de les éliminer et d'éviter une éventuelle infection.

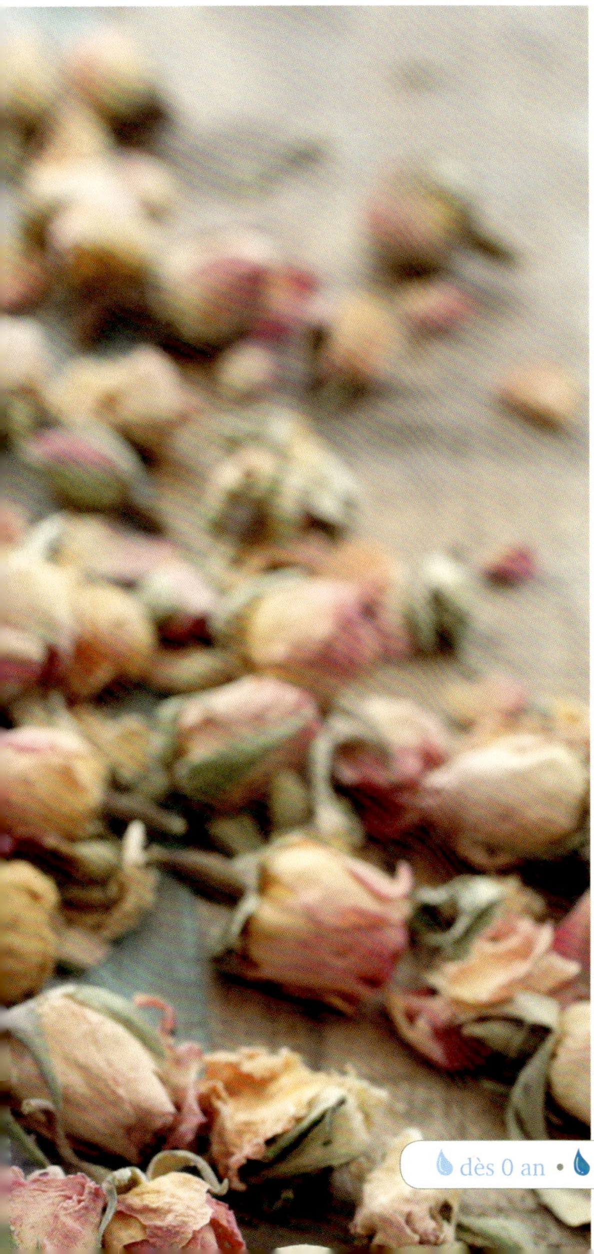

HUILE POUR LE CUIR CHEVELU

Des massages réguliers effectués avec cette préparation permettent d'éliminer les croûtes délicatement et progressivement.

50 ml d'huile d'olive
1 / 2 d'HE de lavande vraie
1 / 2 d'HE de carotte sauvage

- Versez les huiles essentielles dans l'huile d'olive et mélangez.
- Versez-en 1 cuillerée à soupe sur le cuir chevelu du bébé, massez délicatement et laissez agir environ 20 minutes.
- Lavez les cheveux sous l'eau tiède.

Conseil : vaporisez de temps en temps le cuir chevelu de l'enfant avec l'hydrolat de rose.

dès 0 an • dès 1 an • dès 3 ans • dès 6 ans

Molluscum contagiosum

Les enfants et les jeunes adultes sont fréquemment touchés par le Molluscum contagiosum, des lésions dermatologiques très contagieuses d'origine virale qui se transmettent souvent dans les piscines. Elles apparaissent généralement sur le visage, les avant-bras, les hanches et la nuque.

HUILE DE SOIN

Les huiles de myrte citronné et d'arbre à thé ont une action fortement antivirale.

10 ml d'huile de coco ou de calophyllum
2 gouttes d'HE de myrte citronné
1 goutte d'HE de bois de Hô
1 goutte d'HE d'arbre à thé
Pot en verre hermétique, cotons-tiges

- Si vous optez pour l'huile de coco, faites-la fondre dans un pot en verre au bain-marie.
- Versez les huiles essentielles dans l'huile de coco fluidifiée ou dans l'huile de calophyllum.
- Humectez un coton-tige avec cette préparation avant de tamponner les lésions.
- N'hésitez pas à appliquer cette huile de soin sur le corps des enfants de santé fragile avant d'aller à la piscine.

Conseil : outre l'huile de soin, nous vous conseillons de vaporiser de l'hydrolat de mélisse sur les zones concernées plusieurs fois par jour.

La peau de « grenouille » n'est souhaitable à personne, même si ces petits animaux sont de jolies curiosités.

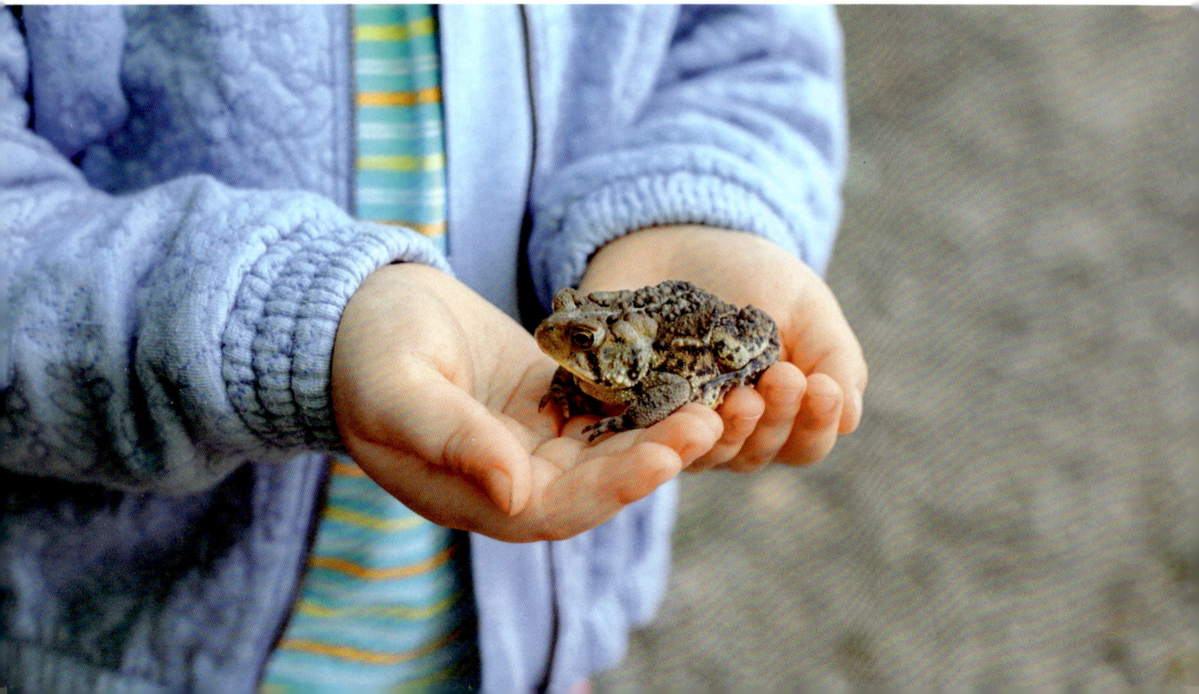

Phimosis

L'adhérence du prépuce, qui protège le gland sensible dans les couches, est courante chez les garçons. S'il est trop étroit, les huiles peuvent favoriser son étirement, avant de préconiser une opération.

BAIN DE SIÈGE

Associée à l'eau chaude, cette préparation favorise l'assouplissement de la peau.

30 ml d'huile d'amande douce
20 ml d'huile de germe de blé
5 💧 d'HE de lavande vraie
Crème fraîche ou miel
Pot hermétique ou bouteille en verre (50 ml)

- Mélangez les huiles de lavande, d'amande douce et de germe de blé.
- Versez-en 1 à 2 cuillerées à soupe dans 1 cuillerée à soupe de crème fraîche ou de miel en remuant. Ajoutez cette préparation à l'eau du bain de siège. Baignez-y l'enfant deux à trois fois par semaine pendant environ 10 minutes.

HUILE DE SOIN

Cette préparation permet d'étirer délicatement la peau du prépuce, une zone particulièrement sensible.

10 ml d'huile d'amande douce
10 ml d'huile de germe de blé
1 💧 d'HE de bois de Hô
1 💧 d'HE de benjoin
Pot hermétique ou bouteille en verre (50 ml)

- Mélangez les huiles dans un pot en verre.
- Appliquez sur le prépuce une à deux fois par jour.
- L'huile de germe de blé peut être remplacée par du beurre de karité (en le fluidifiant au bain-marie), qui contribue également à étirer le prépuce. Cette préparation fait alors office de baume un peu plus ferme.

EN CAS DE ROUGEURS
Pulvérisez régulièrement de l'hydrolat de rose sur le prépuce qui rougit.

Candidose

La candidose, ou muguet, atteint notamment la bouche et la zone vaginale. Elle est due à un champignon (Candida albicans), qui se développe dans un environnement chaud et humide. De nombreuses huiles essentielles, ainsi que l'hydrolat de rose, ont une action antimycosique et apaisante.

HYDROLAT ANTI-CANDIDOSE BUCCAL

Cette infection, qui se manifeste par des taches blanches dans la bouche et sur la langue, peut être très douloureuse chez les petits.

💧 d'hydrolat de rose
Cotons-tiges

- Vaporisez l'hydrolat de rose sur un coton-tige. Renouvelez l'application plusieurs fois par jour sur les taches blanches.

PROUVÉ SCIENTIFIQUEMENT
Bien toléré par les bébés, l'hydrolat de rose a une action anti-inflammatoire, antalgique et légèrement rafraîchissante. Son efficacité sur la candidose a été prouvée dans une étude datant de 2017.

HUILE ANTI-CANDIDOSE VAGINALE

Cette préparation est un traitement antimycosique qui peut être appliqué sur la zone fessière du bébé.

50 ml d'huile de jojoba ou d'huile de coco
1 💧 / 2 💧 d'HE de géranium rosat
1 💧 / 2 💧 d'HE d'arbre à thé
1 💧 / 2 💧 d'HE de lavande vraie
1 💧 / 2 💧 d'HE de manuka
1 💧 / 2 💧 d'HE de bois de Hô

- Versez les huiles essentielles dans l'huile de jojoba ou de coco après l'avoir fluidifiée au bain-marie.
- Appliquez cette préparation en couche fine plusieurs fois par jour sur la zone fessière, au moment du change.

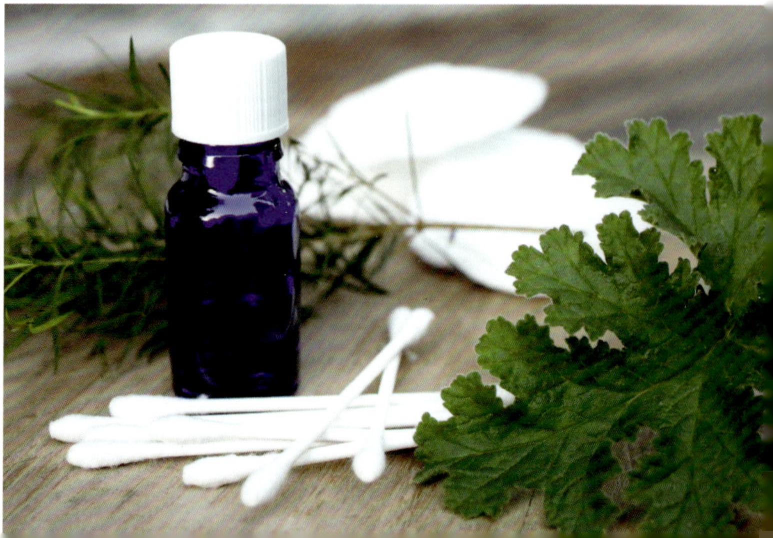

Une hygiène stricte : en cas d'infection mycosique, appliquez les huiles avec des cotons-tiges.

Poux de tête

Les poux ne sont pas une catastrophe en soi et sont rarement le signe d'un manque d'hygiène. Ils sont tenaces mais inoffensifs. Il faut cependant s'en débarrasser rapidement pour éviter de les répandre.

TRAITEMENT CURATIF

Les huiles essentielles éloignent les poux et abrègent la vie des lentes.

40 ml d'huile de jojoba
10 ml d'huile de neem
2 gouttes d'HE de clou de girofle
10 gouttes d'HE de géranium rosat
10 gouttes d'HE d'arbre à thé
10 gouttes d'HE de lavande vraie
2 gouttes d'HE de lavande aspic
4 gouttes d'HE de cèdre de l'Atlas
Pot en verre hermétique ou bouteille (50 ml)
Bonnet de douche

- Mélangez l'huile de jojoba et de neem dans un pot ou une bouteille en verre. Ajoutez les huiles essentielles.
- Répartissez 10 ml de cette préparation (1/5 environ) sur le cuir chevelu de l'enfant et laissez agir environ 30 minutes au chaud : employez le sèche-cheveux avec parcimonie et délicatesse.
- Lavez les cheveux avec le « shampoing antipoux parfumé ».

SHAMPOING ANTIPOUX PARFUMÉ

Certaines huiles essentielles, qui repoussent les poux, constituent une bonne alternative aux shampoings antipoux classiques.

100 ml de shampoing neutre
10 ml d'huile de neem
10 gouttes d'HE d'arbre à thé
5 gouttes d'HE de lavande vraie
5 gouttes d'HE de palmarosa
5 gouttes d'HE de géranium rosat
5 gouttes d'HE de clou de girofle

- Mélangez les ingrédients au shampoing neutre.
- Lavez les cheveux en appliquant une noisette de ce mélange. Laisser agir brièvement avant de rincer.

PRODUITS ANTIPOUX

Les produits antipoux vendus dans le commerce sont généralement efficaces, mais ils peuvent parfois induire des effets indésirables chez les enfants sensibles. Il est préférable d'opter pour notre préparation, parfaitement adaptée aux enfants dès 3 ans.

Bleus et contusions

Les premières chutes accompagnent les premiers pas. Souvent sans conséquences, elles ne nécessitent rien de plus que des mots réconfortants. En cas de bleus ou d'égratignures, les « superpouvoirs » des huiles essentielles sont très utiles.

SPRAY D'HYDROLAT D'HÉLICHRYSE ITALIENNE

Cet hydrolat aux propriétés antalgiques et décongestionnantes est un incontournable de l'armoire à pharmacie familiale.

d'hydrolat d'hélichryse italienne

- Conservez l'hydrolat d'hélichryse italienne au réfrigérateur afin qu'il soit prêt à l'emploi quand vous en aurez besoin.
- Vaporisez ce spray frais sur la peau. Vous pouvez aussi en vaporiser sur une compresse, que vous appliquerez sur la zone concernée. Des glaçons d'hydrolat feront également l'affaire.

HUILE POUR LES BLEUS

Incomparable pour soigner les hématomes (bleus) et les contusions, cette préparation est elle aussi un incontournable de l'armoire à pharmacie familiale.

10 ml d'huile de millepertuis
3 / 5 d'HE d'hélichryse italienne
3 / 5 d'HE de lavande vraie

- Versez les huiles essentielles dans l'huile de millepertuis.
- Tamponnez délicatement les zones concernées.

ADAPTÉ AUX PETITS
L'hélichryse italienne (p. 31) est considérée comme l'« arnica de l'aromathérapie ». Ces deux plantes sont d'ailleurs des cousines éloignées. L'huile essentielle et l'hydrolat peuvent être employés chez les petits dès 1 an.

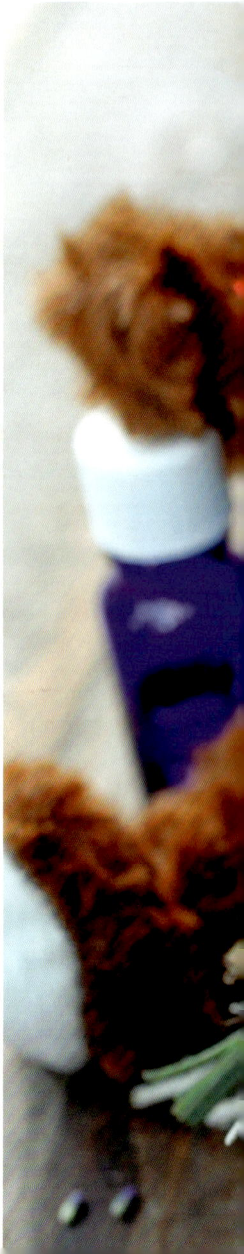

Après une chute, cette préparation efficace fait rapidement disparaître la douleur.

Saignements de nez

Les rhumes, le fait de se gratter le nez ou les coups provoquent souvent des saignements de nez chez l'enfant et l'adolescent. Ces derniers peuvent aussi se produire lors des poussées de croissance.

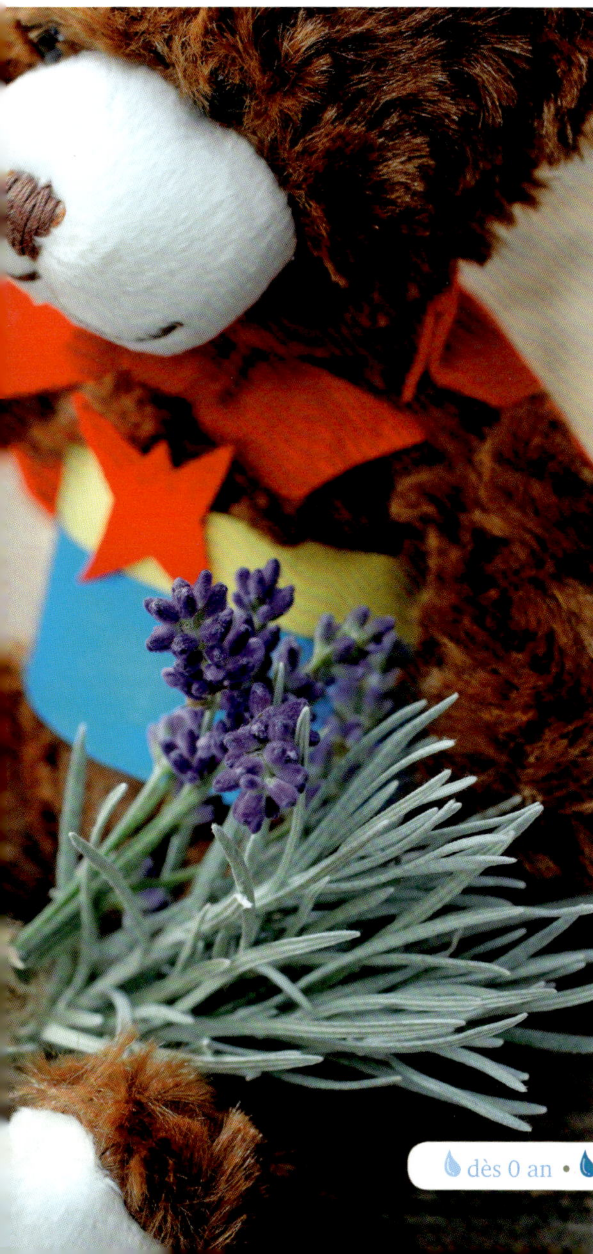

HUILE POUR LE NEZ « STOP ! »

Très efficace en cas de saignements de nez, l'huile essentielle de ciste est fortement hémostatique.

10 ml d'huile de jojoba
3 💧 / 5 💧 d'HE de ciste
Mouchoir en papier

- Mélangez l'huile de ciste à l'huile de jojoba.
- Versez 1 à 2 gouttes de cette préparation sur un mouchoir en papier, que vous aurez enroulé de façon à ce qu'il puisse être introduit dans la narine concernée.
- Glissez le mouchoir dans la narine. Retirez-le délicatement environ 10 minutes plus tard.

UN REMÈDE UNIVERSEL
Cette préparation peut être employée pour d'autres petites plaies hémorragiques.

Égratignures et coupures

Les petites chutes des jeunes enfants ont tendance à provoquer des égratignures superficielles mais douloureuses sur leur peau sensible. Les coupures, notamment sur leurs doigts, saignent souvent beaucoup et guérissent mal.

HUILE DE SECOURS

Avec ce mélange, les parents sont parfaitement équipés pour faire face aux petites plaies et éviter qu'elles ne s'infectent.

10 ml d'huile de millepertuis
3 💧 d'HE de lavande vraie
3 💧 d'HE de ciste
3 💧 d'HE d'hélichryse italienne
3 💧 d'HE de manuka

- Versez les huiles essentielles dans l'huile de millepertuis, puis tamponnez délicatement la blessure avec ce mélange.

BAUME DE GUÉRISON

Ce baume s'applique sur le bord des croûtes pour permettre à la peau de se régénérer.

40 g de beurre de karité
10 ml d'huile de calendula
1 💧 d'HE de carotte sauvage
1 💧 d'HE de lavande vraie
1 💧 d'HE de géranium rosat
Petite boîte de crème vide

- Faites fondre le beurre de karité au bain-marie.
- Mélangez l'huile de calendula et les huiles essentielles en remuant. Versez la préparation dans une petite boîte.
- Appliquez ce baume autour de la plaie plusieurs fois par jour.

SOIN CICATRISANT POUR LES PETITS HÉROS

Ce baume cicatrisant permet à l'enfant d'oublier rapidement les mauvaises expériences et les petits bobos.

40 g de beurre de karité
10 ml d'huile de rose musquée
10 💧 d'huile d'argousier
1 💧 d'HE de manuka
1 💧 d'HE de bois de Hô
1 💧 d'HE de benjoin
Petite boîte de crème vide

- Faites fondre le beurre de karité au bain-marie (ou sur un radiateur). Ajoutez les autres ingrédients, remuez et versez dans une petite boîte propre.
- Appliquez ce baume plusieurs fois par jour.

UN EMPLOI RÉGULIER

Les soins cicatrisants font partie d'un rituel quotidien, comme le brossage des dents. Appliquez le baume pendant plusieurs jours.

Corps étranger dans l'œil

Votre enfant a un petit insecte, un cil ou du sable dans l'œil? Dans un premier temps, l'œil tente d'évacuer le corps étranger par des battements de paupière et la production de larmes. Un lavage oculaire au sérum physiologique stérile peut accélérer ce processus.

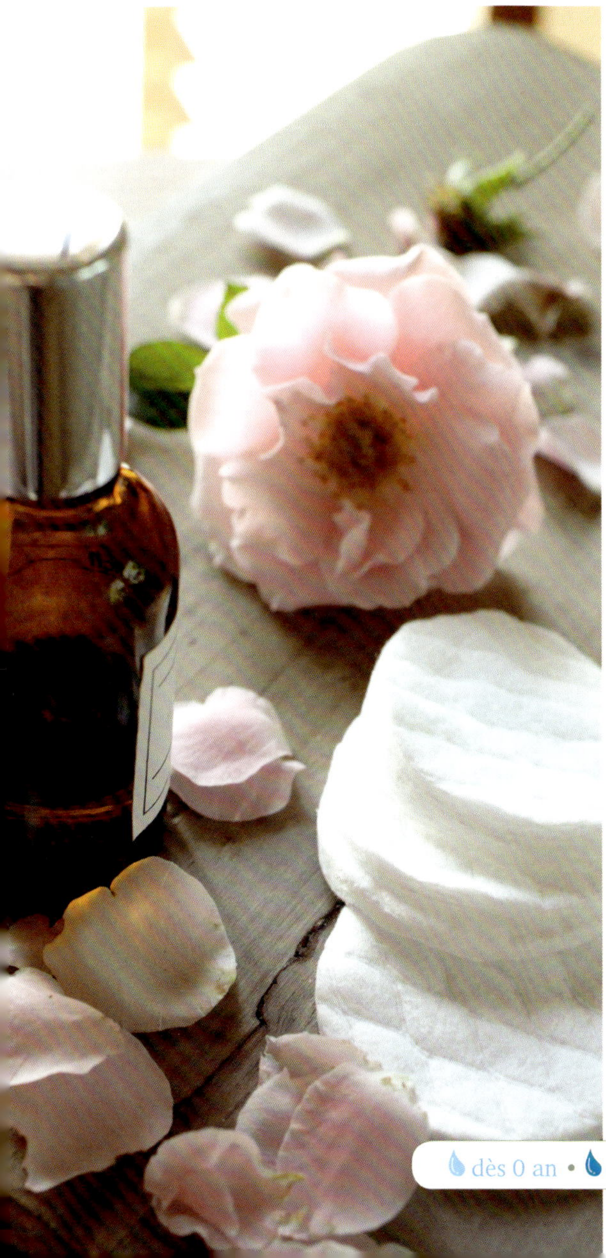

COMPRESSE OCULAIRE

Si l'œil gonfle, l'hydrolat d'hélichryse italienne, très efficace, est d'un grand secours.

💧 d'hydrolat d'hélichryse italienne (sans alcool)
Disques de coton

- Vaporisez l'hydrolat d'hélichryse sur un disque de coton à appliquer plusieurs minutes sur l'œil fermé.
- Appliquez un nouveau disque de coton imbibé tous les quarts d'heure jusqu'à ce que l'œil dégonfle.

⊕ Remarque : si les huiles essentielles ou des mélanges en contenant entrent par mégarde en contact avec la cornée de l'œil, rincez avec une grande quantité d'eau tiède. N'hésitez pas à consulter un ophtalmologue.

PREMIERS SOINS
Des irritations légères, due à des corps étrangers, peuvent être soulagées avec de l'hydrolat de rose non alcoolisé.
Sans amélioration, il faut sans tarder consulter un médecin.

L'hydrolat de rose apaise les irritations de l'œil causées par un corps étranger.

Maux de ventre

Chez les enfants, les maux de ventre peuvent avoir de nombreuses causes. Le plus souvent bénins, ils s'apaisent généralement rapidement au contact de la chaleur, avec des huiles essentielles et des mots réconfortants.

HUILE ANTI-SPASMES ABDOMINAUX

Cette préparation à l'action antispasmodique et apaisante sur le ventre des enfants permet aussi de masser les tout-petits au moment du change.

50 ml d'huile de millepertuis
1 / 3 d'HE de fenouil doux
1 / 2 d'HE de camomille allemande
1 / 2 d'HE de mandarine rouge
1 / 3 d'HE de lavande vraie
Coussin de noyaux de cerise éventuellement

- Versez les huiles essentielles dans l'huile de millepertuis.
- Massez délicatement le ventre de l'enfant dans le sens des aiguilles d'une montre avec quelques gouttes de cette préparation.
- Un coussin de noyaux de cerise chaud favorise l'action antispasmodique et apaisante des huiles essentielles.

⊕ Remarque : si vous utilisez des couches jetables, qui enferment le ventre de bébé, faites bien pénétrer la préparation dans la peau pour éviter les irritations.
Une compresse chaude et humide renforce l'action des huiles essentielles. Pensez à l'ôter avant qu'elle ne refroidisse.

HUILE POUR ALLER MIEUX

Cette préparation apaise les maux de ventre d'origine psychosomatique. *Vous trouverez d'autres formules à partir de la page 100.*

50 ml d'huile de millepertuis
3 d'HE de camomille romaine
2 d'HE de mandarine rouge
2 d'HE de cèdre de l'Atlas
2 d'HE de benjoin
Éventuellement une lingette de coton de 10 × 10 cm

- Mélangez les huiles essentielles à l'huile de millepertuis.
- Avec quelques gouttes de cette préparation, massez le ventre de l'enfant dans le sens des aiguilles d'une montre, ou versez-en 1 cuillerée à café sur une lingette de coton à appliquer sur le plexus solaire. Ce carrefour du système neurovégétatif se trouve juste en dessous de la pointe du sternum. Il régule certaines fonctions des organes internes, tels l'estomac et les intestins.

LE PSYCHISME ET LES MAUX DE VENTRE
Chez les enfants, les maux de ventre d'origine psychosomatique peuvent notamment survenir lors de conflits, de stress lié à l'école ou d'angoisse de séparation. L'intestin, qui est pour ainsi dire le centre nerveux des émotions, exprime alors somatiquement la sensation de mal-être psychique.

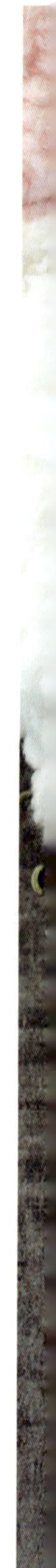

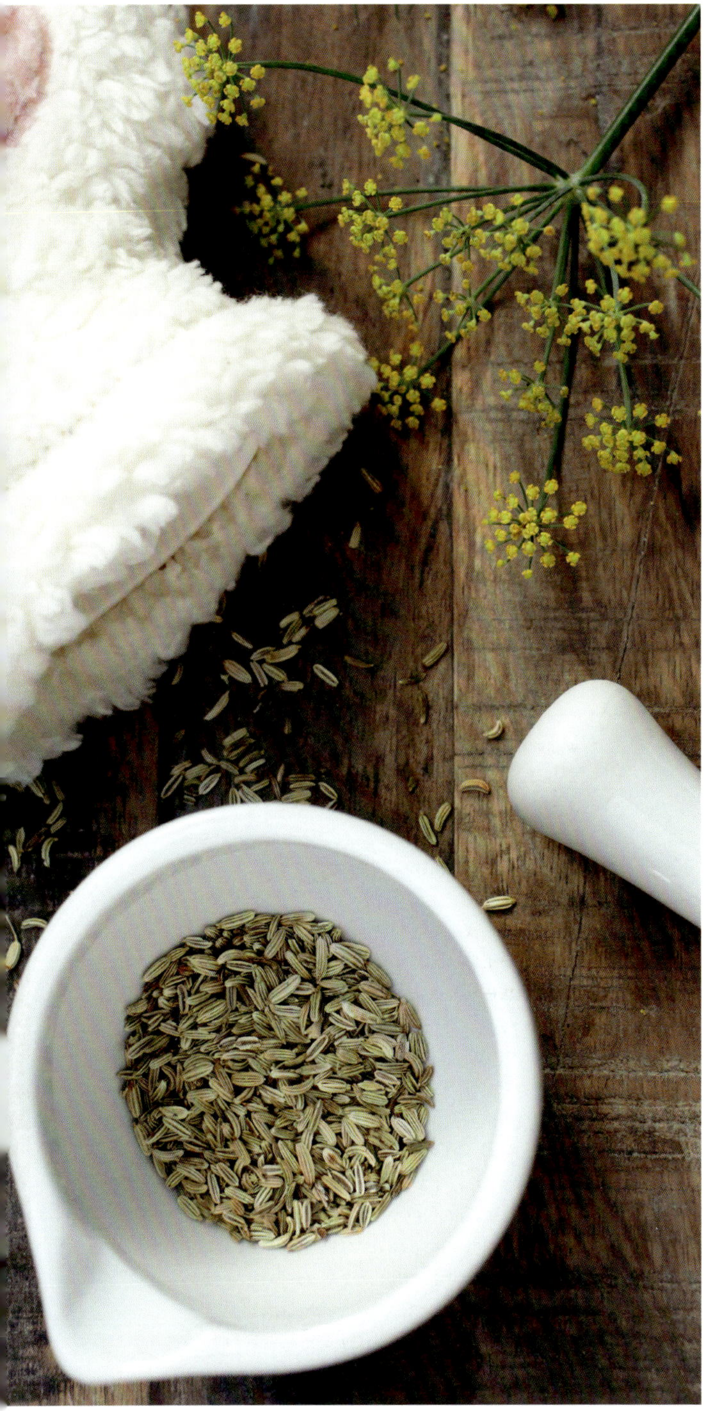

BAIN RELAXANT EN CAS D'AÉROPHAGIE

Au moment où votre enfant fait de l'aérophagie, préparez-lui ce bain adapté. En outre, la chaleur de l'eau est décontractante par elle-même.

10 ml de crème fraîche
1 / 2 d'HE de lavande vraie
1 / 1 d'HE de mandarine rouge
2 / 3 d'HE de benjoin

- Mélangez les huiles essentielles et la crème fraîche, puis versez cette préparation dans l'eau du bain.

Une bouillotte chaude renforce efficacement l'action des huiles essentielles.

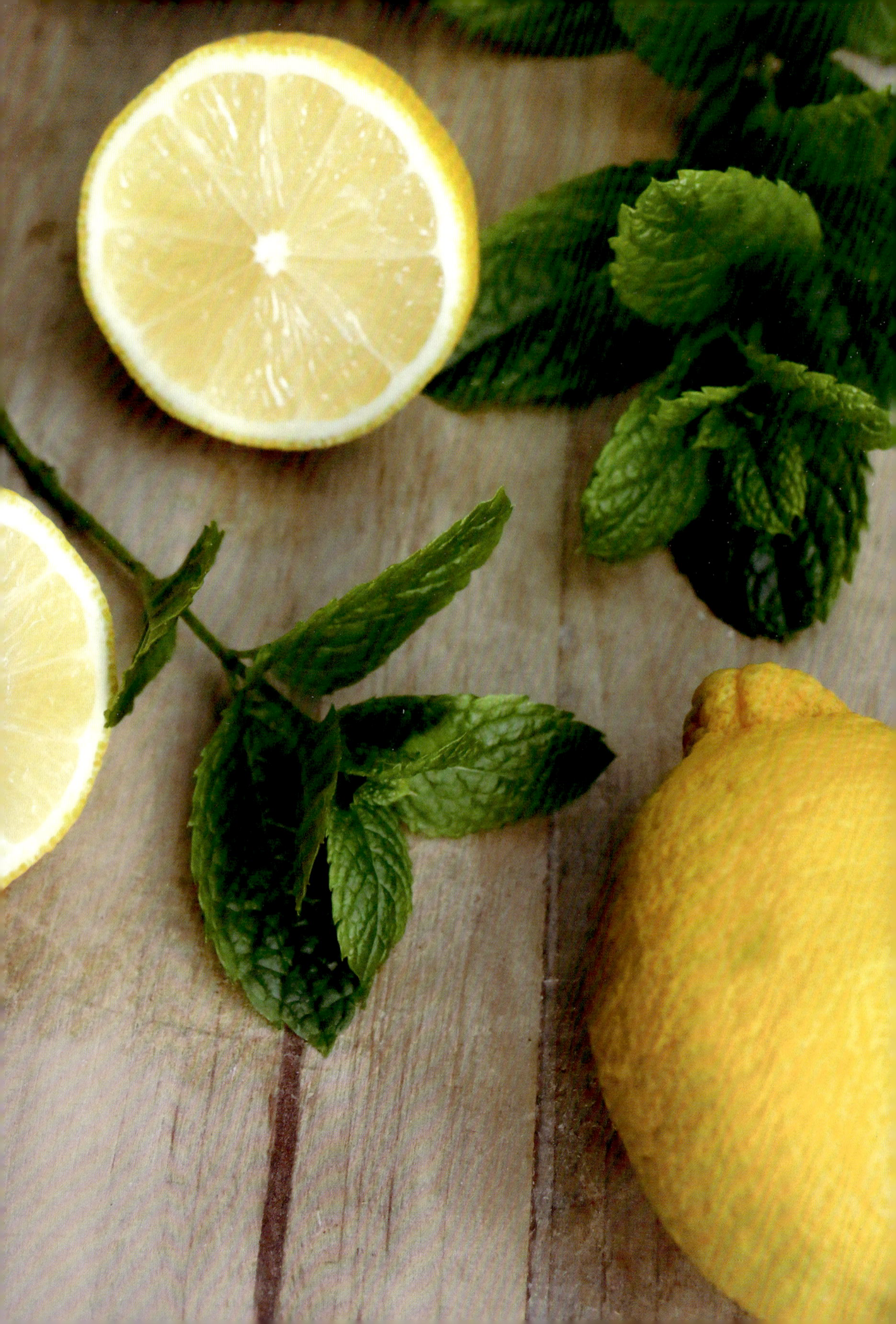

Nausées et vomissements

Les nausées peuvent avoir pour fonction d'alerter le corps de vomissements à venir. Elles disent : « Stop, il ne faut plus rien manger ! » Des agents pathogènes ou le fait de manger des aliments trop sucrés ou avariés peuvent en être la cause.

SUCRE À INHALER EN CAS DE NAUSÉES

Inhaler des odeurs fraîches peut contribuer à faire disparaître la nausée et à détendre.

2 c. à c. de sucre
1 / 1 d'HE de citron
1 / 1 d'HE d'orange
0 / 1 d'HE de menthe poivrée
Petit pot en verre ou boîte hermétique (évitez le plastique)

- Mélangez les huiles essentielles et le sucre dans un pot, que vous fermerez hermétiquement.
- Proposez à l'enfant d'inhaler le parfum de cette préparation.
- Jetez-la au bout de deux jours.

HUILE POUR LES PIEDS

Ce massage des pieds vise à détourner l'attention de l'enfant : c'est une manière de lui faire oublier la sensation de nausée et les vomissements. Il réconforte et détend.

1 c. à s. d'huile d'amande douce
1 d'HE de mandarine rouge
1 d'HE de camomille romaine

- Mélangez les ingrédients et employez cette préparation pour masser les pieds de l'enfant.

DE L'AIR FRAIS

Quelques gouttes d'huile essentielle de citron, d'orange ou de mandarine rouge dans une lampe aromatique ont une action antiseptique et suffisent à rafraîchir l'air de la pièce.

L'odeur citronnée chasse les nausées. L'ajout d'un soupçon de menthe poivrée convient aux enfants dès 6 ans.

Constipation, diarrhée et côlon irritable

Un linge chaud et des huiles essentielles peuvent remédier à la constipation occasionnelle. En revanche, les diarrhées nécessitent un suivi médical car la perte en éléments minéraux et surtout en eau peut mettre en danger la vie des nourrissons et des jeunes enfants.

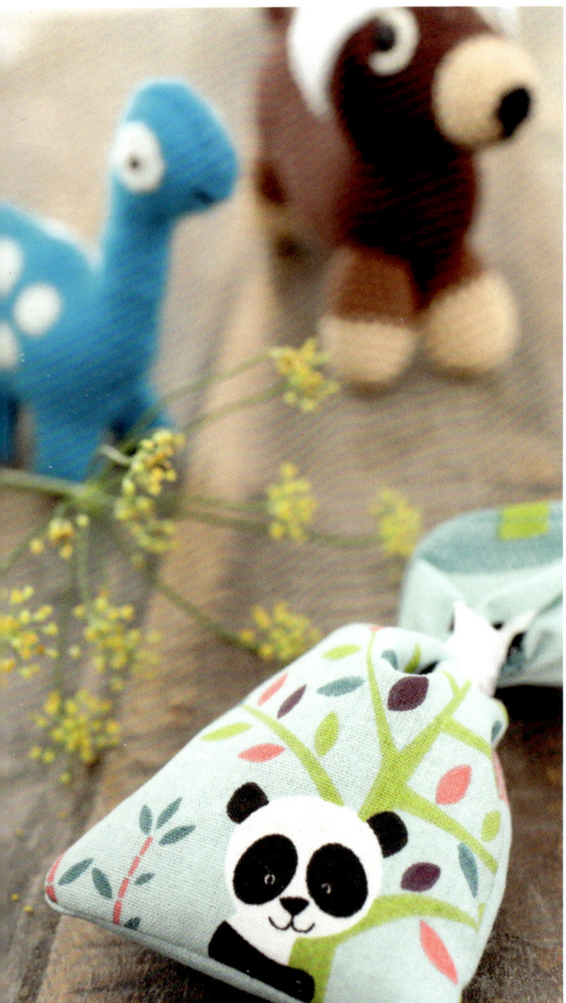

N'hésitez pas à proposer à votre enfant une bouillotte ou un coussin de noyaux de cerise chaud.

PETIT CHAUFFAGE POUR LE VENTRE

En cas de constipation, de diarrhée ou de côlon irritable, une application chaude apaise le ventre.

1 c. à s. d'huile de millepertuis
1 goutte d'HE de mandarine rouge
1 goutte d'HE de camomille romaine
Gant de toilette, linge en coton, éventuellement une bouillotte ou un coussin de noyaux de cerise

- Mélangez les huiles essentielles à l'huile de millepertuis.
- Trempez un gant de toilette dans l'eau très chaude, essorez-le bien, puis imprégnez-le de la préparation.
- Appliquez-le sur le bas du ventre, puis recouvrez d'un linge en coton.
- Une bouillotte ou un coussin de noyaux de cerise accentuent les effets.

D'AUTRES REMÈDES UTILES

En cas de constipation occasionnelle, vous pouvez employer aussi l'huile anti-spasmes abdominaux de la page 86.
Si la constipation alterne avec des épisodes de diarrhée, votre enfant peut souffrir du syndrome du côlon irritable. D'après une étude, l'absorption de capsules d'huile de menthe poivrée (pharmacie) apaiserait les symptômes. Une cuillerée à café d'hydrolat de mélisse (sans alcool) à boire dans un peu d'eau est également efficace.

Infection urinaire

Les douleurs et la sensation de brûlure lors de la miction sont souvent les signes d'une cystite – l'une des affections bactériennes les plus fréquentes chez l'enfant. Utilisées en plus de traitements médicaux, les huiles essentielles sont antalgiques, anti-inflammatoires et apaisantes.

PRÉPARATION ADAPTÉE À LA VESSIE

Une application chaude sur la vessie soulage la douleur et détend : la miction devient alors moins pénible.

1 c. à s. d'huile de millepertuis
3 💧 d'HE de cajeput
3 💧 d'HE de lavande vraie ou de marjolaine
Lingette en coton de 10 × 10 cm, linge en coton, éventuellement coussin de noyaux de cerise

- Mélangez les ingrédients dans une coupelle, puis versez la préparation sur une lingette de coton.
- Appliquez la lingette sur la vessie, puis couvrez avec un autre linge de coton. Recouvrez avec un coussin de noyaux de cerise chaud.

EAU AROMATISÉE

En cas d'infection urinaire, il est important de boire beaucoup ! Une eau aromatisée peut alterner avec une infusion diurétique. Employez alors des huiles essentielles de qualité alimentaire.

1 l d'eau minérale
1 💧 d'HE de citron ou de limette (de qualité alimentaire)

- Versez 1 goutte d'huile de citron dans la bouteille d'eau minérale et secouez doucement avant de servir.

CONSULTEZ TOUJOURS !
Une cystite doit toujours être diagnostiquée et traitée par un médecin.

BAUME POUR LES REINS ET LA VESSIE

En cas d'infection urinaire à un stade avancé, employez cette préparation pour masser la vessie et les reins plusieurs fois par jour, en complément des traitements médicaux conventionnels.

40 g de beurre de karité
10 ml d'huile d'olive ou de millepertuis
2 💧 / 4 💧 d'HE de lavande vraie
2 💧 / 4 💧 d'HE d'épicéa de Sibérie
2 💧 / 4 💧 d'HE de cajeput
2 💧 / 3 💧 d'HE de camomille allemande
Petite boîte de crème vide ou pot en verre hermétique, linge de laine, bouillotte chaude

- Faites fondre le beurre de karité au bain-marie (ou sur un radiateur).
- Ajoutez l'huile d'olive et les huiles essentielles, remuez bien et versez dans une petite boîte propre.
- Appliquez ce baume de massage plusieurs fois par jour sur les reins et la vessie, puis recouvrez avec un linge en laine et une bouillotte chaude.

Céphalées dites de « tension » (stress)

Aujourd'hui, les enfants, victimes de la pression extérieure et du stress, sont davantage sujets aux céphalées. En plus de la relaxation, d'une activité physique et d'une hydratation suffisantes, les huiles essentielles ont un effet apaisant.

ROLL-ON « SANS NUAGES »

Rafraîchissant et antalgique, ce roll-on tient dans toutes les poches et tous les cartables.

10 ml de vodka
3 💧 d'HE de menthe poivrée
3 💧 d'HE de lavande vraie
2 💧 d'HE de mandarine rouge
Applicateur à bille

- Mélangez les ingrédients dans un applicateur à bille.
- Appliquez le roll-on sur le front toutes les 10 minutes. Renouvelez si nécessaire.

Conseil : pour les enfants à la peau sensible, remplacez la vodka par de l'huile de jojoba.

BAUME ANTI-MAUX DE TÊTE POUR LES ÉCOLIERS

Ce baume rafraîchissant détend et favorise la concentration. C'est le compagnon idéal des écoliers victimes de céphalées.

15 g de beurre de karité
5 ml d'huile de jojoba
2 💧 d'HE de menthe poivrée
2 💧 d'HE de menthe citronnée
2 💧 d'HE de bois de Hô
Petite boîte de crème vide

- Faites fondre le beurre de karité au bain-marie (ou sur un radiateur).
- Ajoutez l'huile de jojoba et les huiles essentielles, remuez bien et versez dans une petite boîte propre.
- Appliquez ce baume en massage sur les tempes si nécessaire.

Appliqué suffisamment tôt, le roll-on « sans nuages » apporte un soulagement rapide.

💧 dès 0 an • 💧 dès 1 an • 💧 dès 3 ans • 💧 dès 6 ans

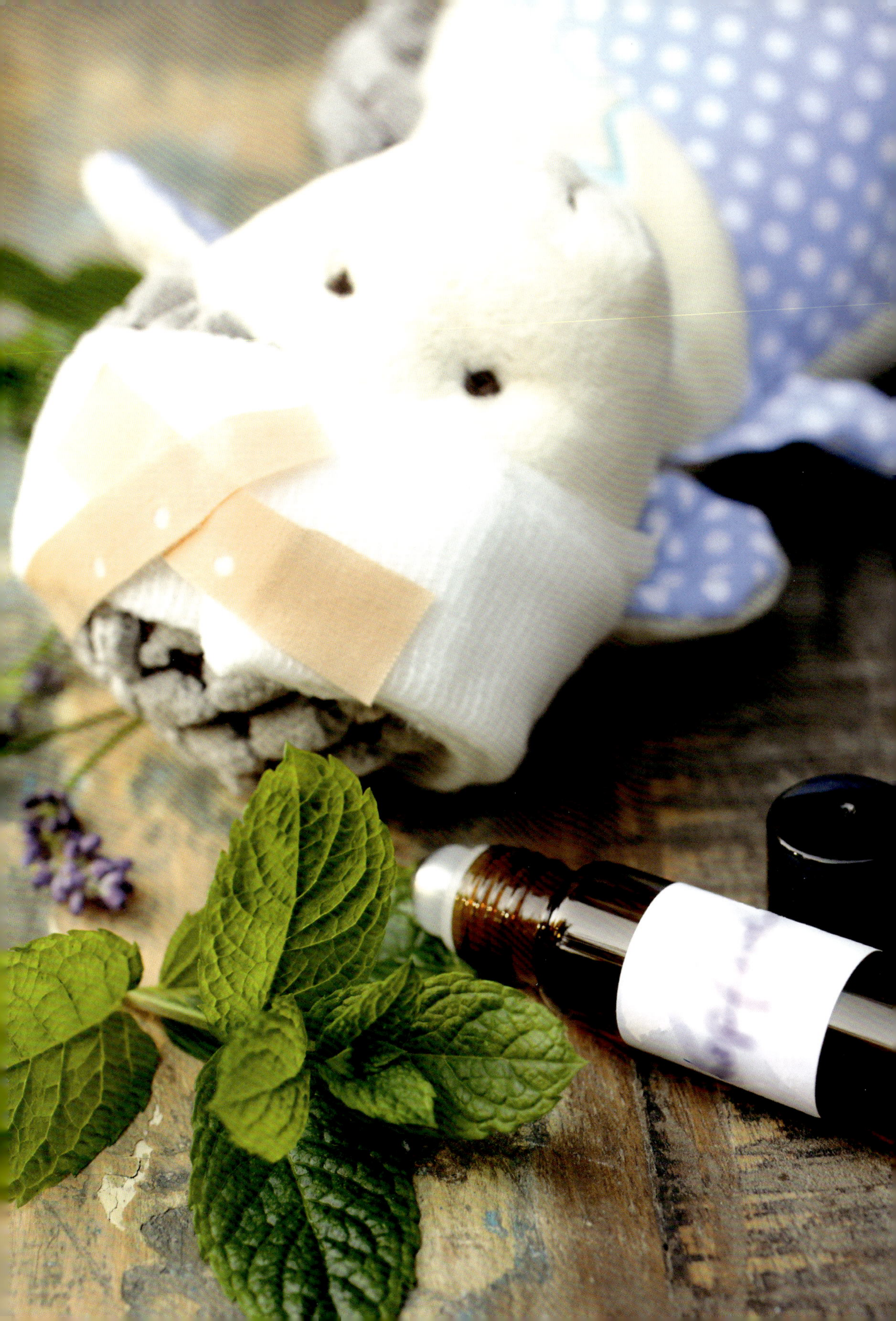

Douleurs de croissance

Parfois, le fait de grandir est douloureux et certains enfants, dès 6 ans, le ressentent dans les jambes. Lorsque les tendons et les ligaments s'étirent et que les muscles se développent. Ces douleurs n'ont rien d'inquiétant.

HUILE POUR LE « JE GRANDIS »

Cette préparation à base d'huile de millepertuis, qui procure une détente musculaire, a également une action antalgique.

50 ml d'huile de millepertuis
6 gouttes d'HE de cajeput
2 gouttes d'HE de lavande vraie
2 gouttes d'HE de mandarine rouge

- Mélangez les huiles essentielles à l'huile de millepertuis.
- Massez les parties du corps douloureuses avec 1 cuillerée à café de cette préparation.

Conseil : Vous pouvez aussi utiliser cette huile pour le corps dans un bain relaxant en y versant simplement 2 cuillères à soupe

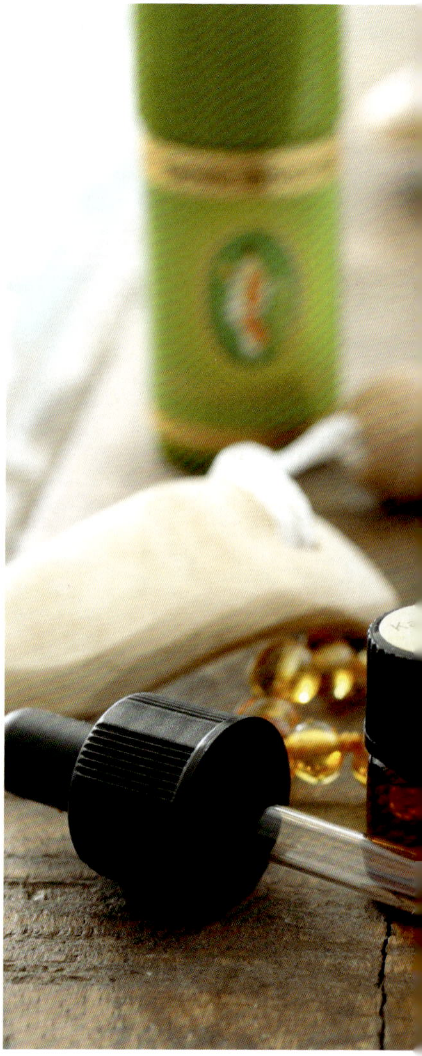

Des arômes apaisants accompagnent les petits qui font leurs dents.

Poussées dentaires

Chez les tout-petits, les poussées dentaires provoquent souvent des douleurs et de l'agitation. L'enfant pleure beaucoup et dort peu. Des huiles essentielles à l'action antalgique peuvent parvenir à l'apaiser.

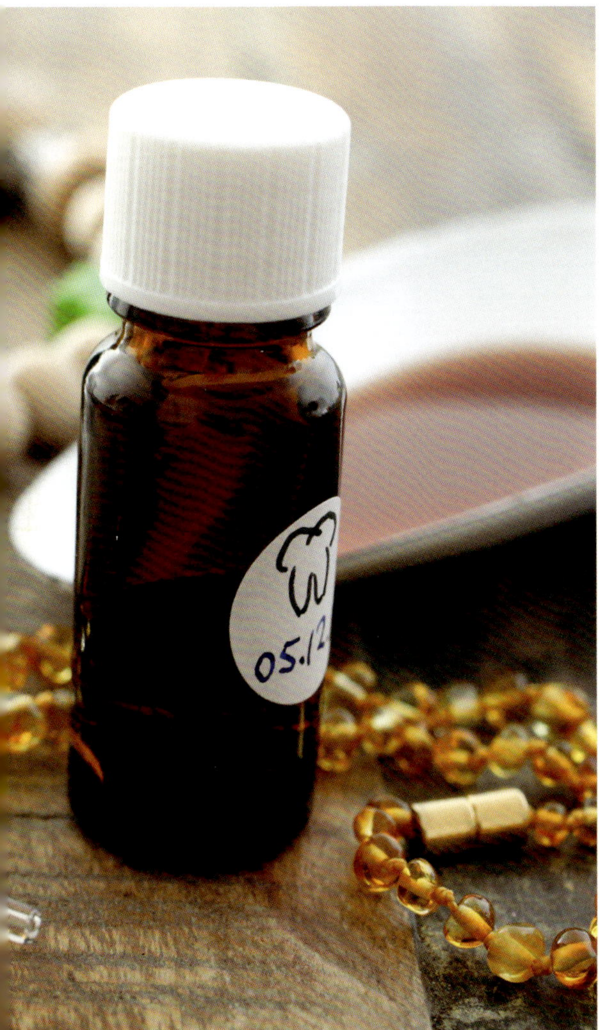

MASSAGE CONTRE LE MAL DE DENTS

Cette préparation chauffe les joues et apaise le tout-petit.

10 ml d'huile de millepertuis
1 💧 d'HE de camomille romaine
2 💧 d'HE de mandarine rouge

- Mélangez les huiles essentielles à l'huile de millepertuis dans un flacon.
- Appliquez 1 goutte sur chaque joue et massez.

GANT DE TOILETTE À LA ROSE

Les enfants qui font leurs dents portent souvent des objets à la bouche. Ce « gant à la rose » apaise la douleur.

💧 d'hydrolat de rose (sans alcool)
Gant de toilette propre

- Vaporisez légèrement l'hydrolat de rose sur un gant de toilette, que l'enfant peut mâchouiller.

SOINS POUR LE POURTOUR DE LA BOUCHE
Les flux de salive peuvent provoquer des rougeurs et des irritations autour de la bouche. Employez alors du beurre de karité.

Varicelle

La varicelle compte parmi les maladies infantiles bénignes. Une fois que les enfants l'ont attrapée, ils sont immunisés toute leur vie. Les vésicules et une légère fièvre accompagnée de fatigue sont les symptômes les plus courants.

PRÉPARATION ANTIDÉMANGEAISONS

Les vésicules prurigineuses incitent les enfants à se gratter, ce qui peut laisser des cicatrices. Cette préparation est aussi anti-inflammatoire.

50 ml d'huile de jojoba (ou mieux encore : 35 ml d'huile de jojoba avec 15 ml d'huile de calophyllum)
2 gouttes d'HE de géranium rosat
4 gouttes d'HE de manuka
2 gouttes d'HE de mélisse
2 gouttes d'HE de ciste
Cotons-tiges

- Mélangez les huiles.
- Versez 1 cuillerée à café de cette préparation dans une coupelle et tamponnez les vésicules une à deux fois par jour à l'aide d'un coton-tige humecté.

SPRAY DE MÉLISSE RAFRAÎCHISSANT

Ce spray d'hydrolat de mélisse apaise les démangeaisons. Son action est également antivirale. Frais, il est encore plus agréable.

50 ml d'hydrolat de mélisse

- Conservez l'hydrolat de mélisse au réfrigérateur pour qu'il reste frais.
- Selon son âge, l'enfant peut l'employer lui-même.

PAS DE TISSUS RUGUEUX
Habillez votre enfant avec des vêtements de coton (de qualité biologique si possible) qui ne grattent pas.

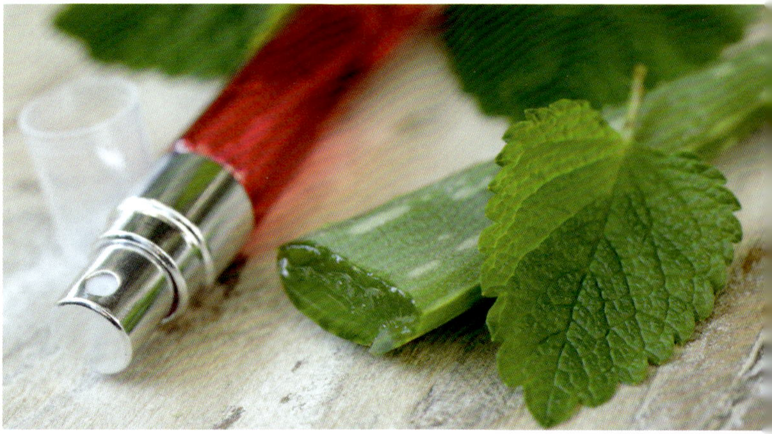

Avant d'employer le spray d'hydrolat de mélisse, appliquez sur la peau une fine couche de gel d'aloe vera pour un effet encore plus apaisant.

Coqueluche

Outre les traitements médicaux, les huiles essentielles peuvent contribuer à apaiser les quintes de toux spasmodiques de la coqueluche et les douleurs thoraciques associées.

HUILE POUR LA CAGE THORACIQUE

Cette huile douce aide à détendre la musculature bronchique et facilite la respiration.

50 ml d'huile de millepertuis
3 / 5 d'HE de benjoin
3 / 5 d'HE de cèdre de l'Atlas
1 / 2 d'HE d'épicéa de Sibérie

- Mélangez les huiles essentielles à l'huile de millepertuis.
- Massez légèrement le buste de l'enfant avec cette préparation.

HUILE DE MASSAGE APAISANTE POUR LES PIEDS

Après une quinte de toux, un massage des pieds relaxant et apaisant peut faire beaucoup de bien.

50 ml d'huile de millepertuis
3 d'HE de mandarine rouge
2 d'HE de lavande vraie

- Mélangez les huiles essentielles à l'huile de millepertuis.
- Massez la plante des pieds de l'enfant avec quelques gouttes de cette préparation.

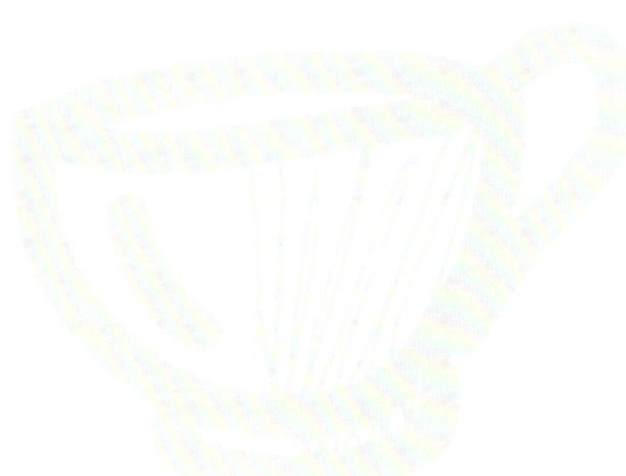

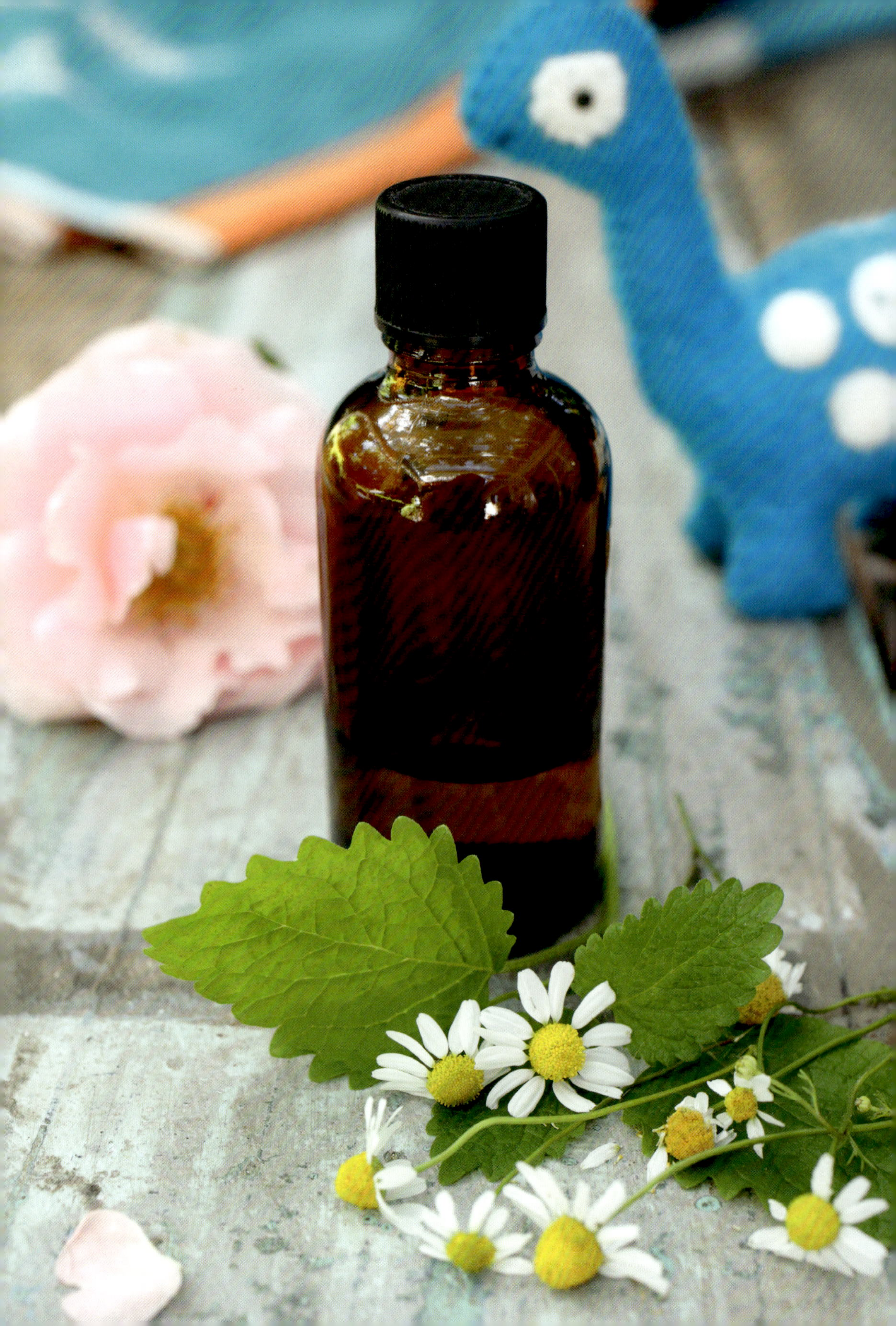

Rougeole et oreillons

Les maladies infantiles contagieuses sont d'origine virale et efficacement prévenues par la vaccination. Dans le cas de ces deux maladies, le repos strict et une bonne hydratation sont indispensables pour éviter les complications, telles que la méningite.

BAIN DE BOUCHE

Ce bain de bouche antalgique et anti-inflammatoire apaise la muqueuse buccale et la douleur lors de la déglutition.

25 ml d'hydrolat de rose
25 ml d'hydrolat de mélisse
2 d'HE de manuka
1 d'HE de mélisse
1 d'HE de camomille allemande
1 c. à s. de sucre de bouleau (xylitol)
Bouteille en verre brun (50 ml)

- Mélangez les ingrédients dans la bouteille.
- Secouez avant chaque emploi.
- Versez 1 cuillerée à café de cette préparation dans 3 à 4 cuillerées à soupe d'eau tiède pour le bain de bouche, puis recrachez.
- Renouvelez plusieurs fois par jour.
- Ajoutez 2 gouttes d'huile de menthe poivrée à la préparation pour les enfants à partir de 8 ans.

L'APPORT DES HYDROLATS

Vaporisez de temps en temps de l'hydrolat de fleur d'oranger dans la pièce pour favoriser la détente. Chez les garçons, les oreillons peuvent atteindre les testicules : rafraîchissez-les, ainsi que les glandes parotides, qui gonflent beaucoup, avec de l'hydrolat de rose ou de mélisse. Les hydrolats peuvent aussi faire baisser la forte fièvre causée par la rougeole (p. 65). Pour résorber la conjonctivite, qui survient parfois, appliquez des compresses d'hydrolat de rose (p. 67).

Le bain de bouche apaise la douleur et facilite la déglutition.

Troubles du sommeil et agitation

Chez les enfants, l'agitation et les troubles du sommeil peuvent avoir des causes multiples. Ils sont souvent dus aux sollicitations excessives auxquels ils sont soumis et aux efforts qu'elles leur demandent.

SPRAY « LA VIE EN ROSE »

Cette préparation est à la fois fleurie, herbacée et fruitée. La camomille romaine favorise l'assimilation et la détente.

50 ml d'hydrolat de rose
3 gouttes d'HE de camomille romaine
3 gouttes d'HE de mandarine rouge

- Mélangez les ingrédients.
- Secouez la préparation avant chaque emploi, car les huiles essentielles ne sont pas solubles dans l'hydrolat.
- Une à deux pulvérisations dans la chambre de l'enfant 10 minutes avant le coucher ou une pulvérisation sur une lingette à suspendre au-dessus de son lit.

Conseil : quand un bébé pleure beaucoup, la maman qui allaite peut se vaporiser (1 pulvérisation) les mamelons avec de l'hydrolat de rose 10 minutes avant de lui donner le sein. Le parfum à la rose apaise l'enfant comme sa mère.

LES BÉBÉS QUI PLEURENT BEAUCOUP
Si votre bébé pleure beaucoup, il est possible d'avoir recours à la thérapie craniosacrale pour harmoniser le squelette du nourrisson, qui a subi le choc de l'accouchement.

MASSAGE DES PIEDS « DORS BIEN »

Un rituel du soir réconfortant aide les parents et l'enfant à clore ensemble la journée et à assimiler les nombreux petits événements qui l'ont jalonnée.

50 ml d'huile d'amande douce
4 gouttes d'HE de mandarine rouge
2 gouttes d'HE de benjoin

- Mélangez les huiles essentielles à l'huile d'amande douce.
- Massez la plante des pieds de l'enfant après avoir appliqué quelques gouttes de cette préparation.
- Si l'enfant craint les chatouilles, prenez simplement la plante de ses pieds dans vos mains pendant plusieurs minutes.

Conseil : avec des enfants plus âgés, un massage mutuel des pieds peut soulager autant les parents stressés que les enfants.

QU'EST-CE QUE L'EXTRAIT DE VANILLE
L'extrait de vanille est « l'huile essentielle » de la gousse de vanille. Il n'est pas obtenu par distillation mais par macération et percolation des gousses de vanille dans l'alcool. Il est commercialisé dans des flacons similaires à ceux que l'on emploie pour les huiles essentielles.

BAIN RELAXANT SUR UN NUAGE

Un bain le soir permet à l'enfant de décompresser et de se détendre. Le parfum des huiles essentielles contribue à son bien-être.

2 c. à s. de sel marin ou 4 c. à s. de crème fraîche
1 goutte d'HE de benjoin
1 goutte d'HE d'orange
1 goutte d'HE de bois de Hô

- Mélangez les ingrédients, puis ajoutez-les à l'eau du bain.
- Laissez l'enfant se baigner pendant 15 minutes. La température idéale de l'eau est de 36 à 37 °C.

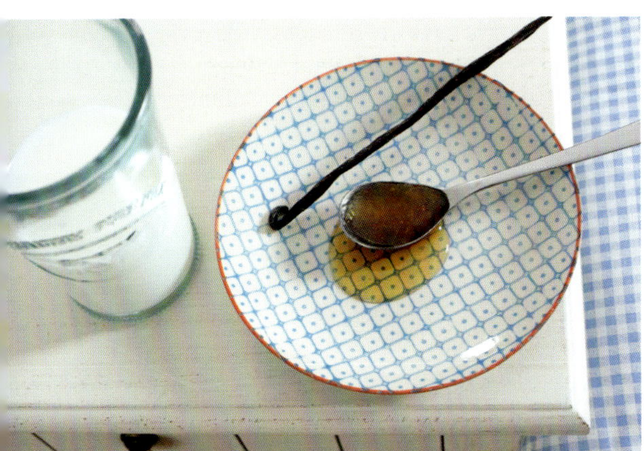

LAIT CHAUD AU MIEL ET À LA VANILLE POUR S'ENDORMIR

Autrefois, le lait au miel était réputé favoriser l'endormissement. Quant à l'arôme de vanille, il contribue au sentiment de sécurité.

500 g de miel bio
10 gouttes d'extrait de vanille (de qualité alimentaire) ou une gousse de vanille
Lait

- Mélangez l'extrait de vanille au miel. En guise d'alternative, laissez macérer une gousse de vanille coupée dans sa longueur dans le miel pendant deux semaines.
- Versez 1 cuillerée à café de cette préparation dans une tasse de lait chaud.
- L'enfant peut boire ce lait aromatisé avant le brossage des dents.

⊕ Remarque : il est fortement déconseillé de donner du miel aux enfants de moins de 1 an !

En souvenir de la tétée : le tryptophane, un acide aminé que contient le lait, régule l'humeur et favorise l'endormissement.

Peurs et angoisses

Les peurs et les angoisses nous accompagnent tout au long de la vie dès l'enfance : peur des chiens, du médecin ou d'être seul. Quand les angoisses persistent, les rituels apportent à nos petits du réconfort, de la confiance et du soutien.

SPRAY ENVOÛTANT

Ce spray envoûtant chasse les mauvais esprits et tout ce qui fait peur aux enfants.

25 ml d'hydrolat de rose
25 ml d'hydrolat de fleur d'oranger
3 gouttes d'HE de mandarine rouge
1 goutte d'HE de camomille allemande
1 goutte d'HE de mélisse
1 goutte d'HE de cèdre de l'Atlas
Vaporisateur (50 ml)

- Versez les deux hydrolats dans un vaporisateur, puis ajoutez les huiles essentielles.
- Secouez avant chaque emploi.
- Ce spray peut faire office de rituel à chaque fois qu'une situation difficile se présente : vaporisez la préparation sur le linge-doudou de l'enfant ou dans la pièce.

ROLL-ON « TOUT PRÈS DE TOI »

Faites la préparation ensemble pour que l'enfant pense à vous sans angoisse lors des séparations.

10 ml d'huile de jojoba
1 goutte d'HE de cèdre de l'Atlas
1 goutte d'HE de menthe citronnée
2 gouttes d'HE de benjoin
4 gouttes d'HE de son agrume préféré (orange, mandarine rouge ou pamplemousse)
Roll-on

- Mélangez les ingrédients dans un roll-on et appliquez sur la face interne des poignets.

PEURS LIÉES À LA SÉPARATION
Faites la préparation avec votre enfant en lui présentant sous un jour positif les quelques jours où il est séparé de vous.

FIGURINES EN FEUTRINE PARFUMÉES POUR CALMER LES ANGOISSES

Les figurines en feutrine représentant des fleurs, des animaux ou des personnages s'achètent dans les boutiques de jouets ou d'activités manuelles. L'enfant peut les emporter partout.

10 gouttes d'HE de mandarine rouge
2 gouttes d'HE de cèdre de l'Atlas
8 gouttes de benjoin
5 gouttes d'HE d'orange
5 gouttes d'HE de bois de Hô
1 goutte d'HE de mélisse
Flacon compte-gouttes

- Mélangez les ingrédients dans un flacon compte-gouttes.
- Versez 1 goutte sur une figurine en feutrine pour que l'enfant puisse la sentir à sa guise.

dès 0 an • dès 1 an • dès 3 ans • dès 6 ans

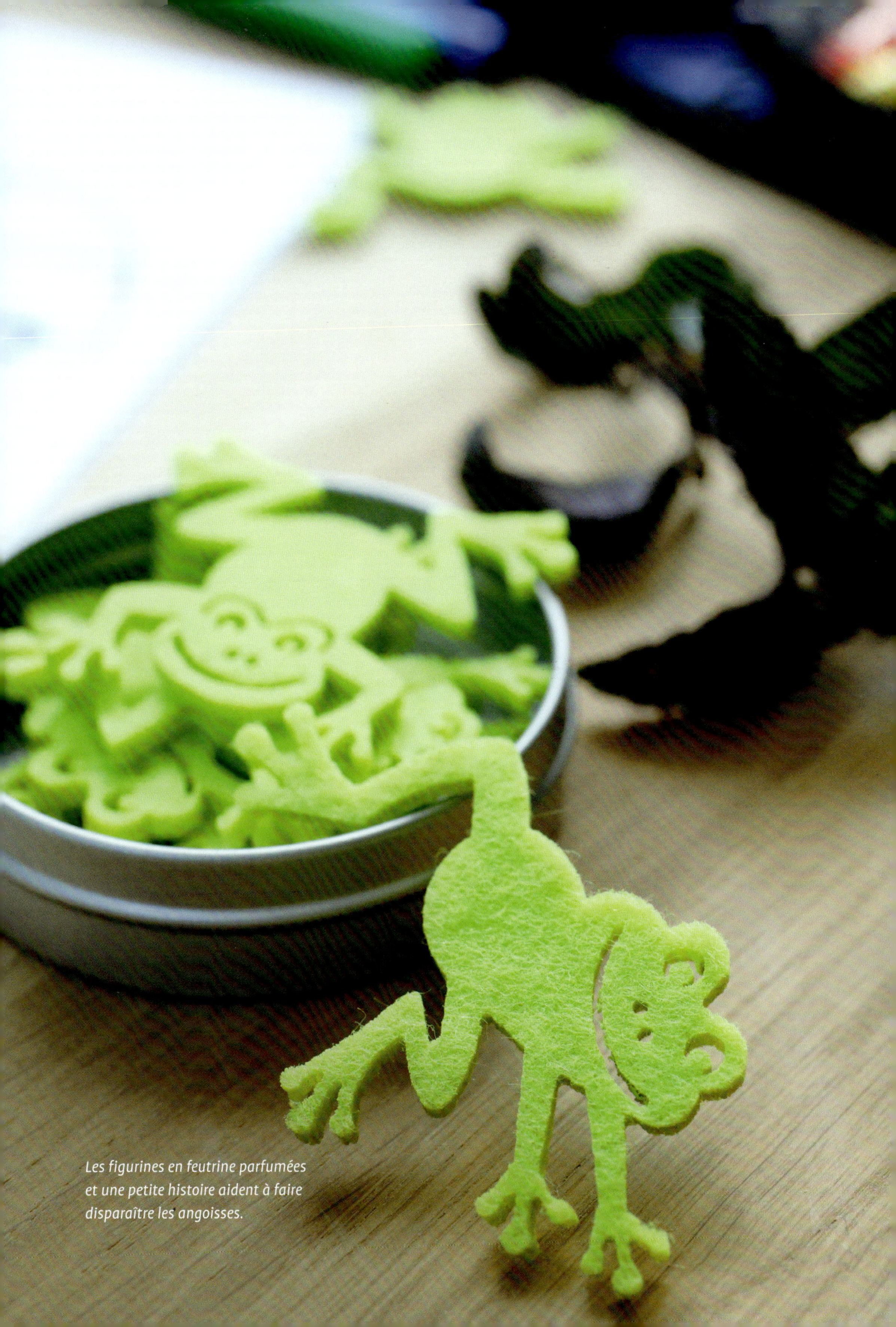

Les figurines en feutrine parfumées et une petite histoire aident à faire disparaître les angoisses.

Troubles de la concentration

Beaucoup d'enfants sont trop agités ou trop rêveurs pour parvenir à se concentrer suffisamment. Outre l'activité physique, le grand air et une alimentation équilibrée, les huiles essentielles favorisent l'apprentissage.

ROLL-ON « PETIT EINSTEIN »

Le manque de concentration chez votre enfant est-il dû à un excès de sollicitations ? Son attention se détourne-t-elle facilement ? Cette préparation lui rendra les idées plus claires.

10 ml d'huile de jojoba
1 goutte d'HE de menthe poivrée
4 gouttes d'HE de citron
2 gouttes d'HE d'orange
Applicateur à bille

- Mélangez les huiles essentielles à l'huile de jojoba avant de verser la préparation dans un applicateur à bille.
- Appliquez le roll-on sur la face interne d'un poignet.

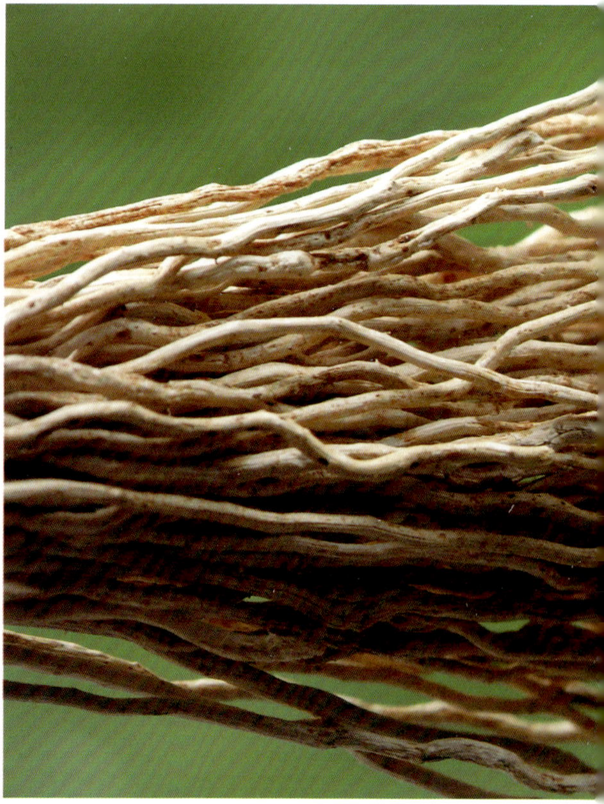

SURVEILLEZ LES MENUS DE VOTRE ENFANT
L'excès de sucre dans les repas est soupçonné de contribuer à l'hyperactivité et aux troubles de la concentration. D'après certaines études, les acides gras insaturés, notamment ceux des fruits à coque et de nombreuses huiles végétales pressées à froid, comme l'huile de lin, ont en revanche des effets positifs. En outre, bannissez les additifs alimentaires chimiques (arômes, colorants, additifs de lest, etc.).

DÉMARREZ SAINEMENT LA JOURNÉE AVEC LE PETIT DÉJEUNER
120 g de yaourt maigre bio | 2 c. à s. de lait (ou lait d'amandes) | 1 c. à s. d'huile de lin bio (ouverte depuis moins d'un mois) | 1 c. à s. de fruits à coque (les noix sont riches en oméga 3 | 1 c. à c. de miel | 1 goutte d'HE de citron (de qualité alimentaire) | fruit au choix

- Versez l'HE dans le miel, puis mélangez avec le yaourt, le lait, l'huile de lin et les noix.
- Servez le mélange avec un fruit coupé en petits morceaux.

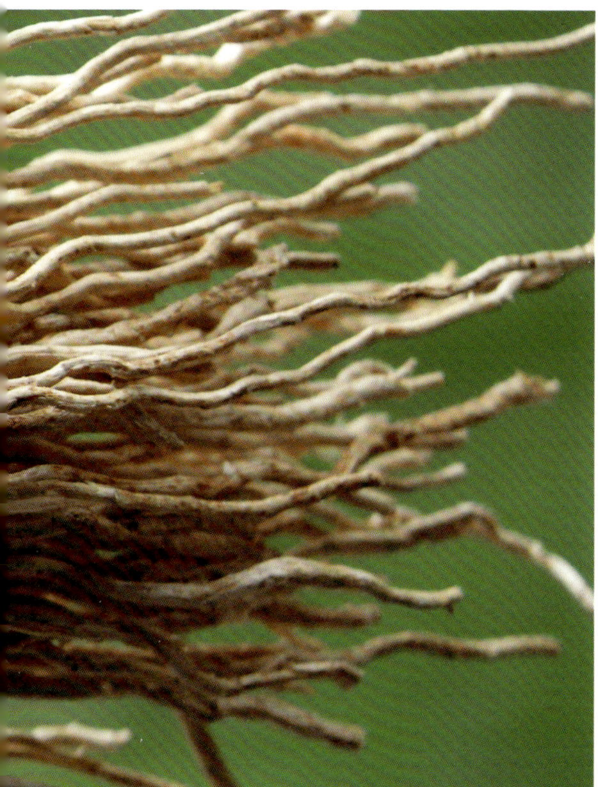

ROLL-ON « LES PIEDS SUR TERRE »

Si votre enfant manque de concentration à cause d'un environnement agité et d'un excès de stimulations, cette préparation semblant tirée de la terre l'aidera à se recadrer.

10 ml d'huile de jojoba
2 / 2 d'HE de cèdre de l'Atlas
5 / 5 d'HE de mandarine rouge
1 / 1 d'HE de benjoin
0 / 1 d'HE de vétiver (si vous en trouvez)
Applicateur à bille

- Mélangez les huiles essentielles à l'huile de jojoba. Versez dans un applicateur à bille et secouez.
- Appliquez le roll-on sur la face interne d'un poignet.

L'odeur de la terre : les racines de vétiver fournissent une huile essentielle particulièrement apaisante.

dès 0 an • dès 1 an • dès 3 ans • dès 6 ans

Chagrins d'amour et changements d'humeur

Quand l'« enfant » découvre le sentiment amoureux, le premier chagrin d'amour n'est jamais loin. C'est souvent la pire des émotions que les jeunes puissent vivre. Du réconfort, de la compréhension et le recours aux huiles essentielles peuvent les aider.

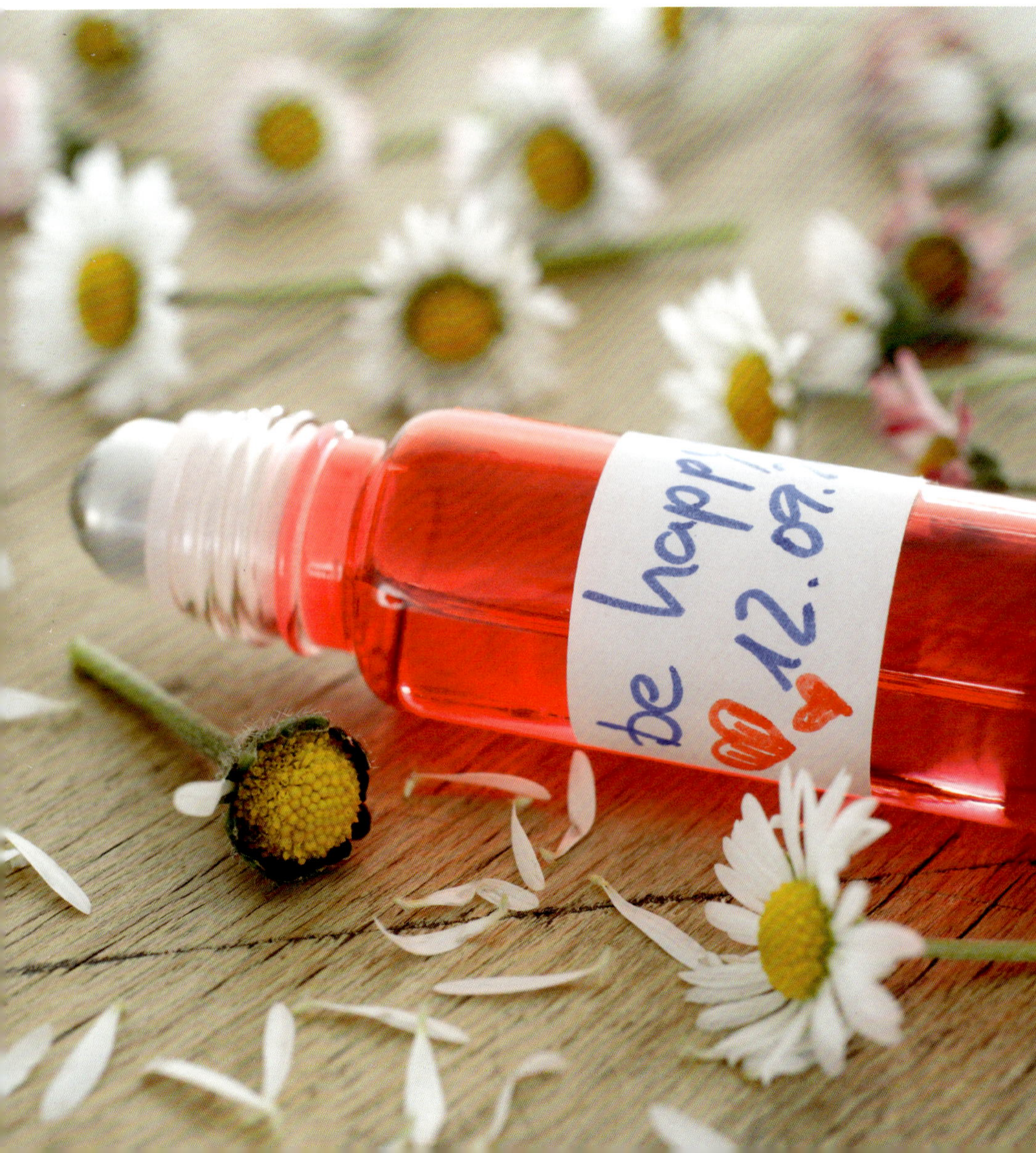

ROLL-ON RÉCONFORTANT

Ce roll-on est comme un morceau de chocolat pour les petits cœurs brisés. Il réconforte, apaise et stabilise les humeurs.

10 ml d'huile de jojoba
2 d'HE de mélisse
4 d'HE de benjoin
4 d'HE de bergamote
1 d'HE de cèdre de l'Atlas
Applicateur à bille

- Mélangez les ingrédients dans un applicateur à bille.
- Appliquez sur la face interne d'un poignet ou sur la région du cœur.

SPRAY D'AMBIANCE « LAISSE LE SOLEIL ENTRER DANS TON CŒUR »

Voici un spray idéal pour alléger l'atmosphère : les huiles d'agrumes, surtout celles de l'orange et de la bergamote, apportent un véritable soulagement psychologique.

40 ml d'hydrolat de fleur d'oranger
10 ml de vodka
10 d'HE de pamplemousse
10 d'HE de bergamote
5 d'HE de mandarine rouge
5 d'HE de menthe citron
Vaporisateur (50 ml)

- Mélangez les ingrédients dans un vaporisateur.
- Secouez avant chaque application.
- Vaporisez dans la pièce si nécessaire.

ROLL-ON « POUR UNE ÉNERGIE POSITIVE »

Pendant l'adolescence, les changements d'humeur extrêmes sont difficiles à vivre. Des huiles essentielles équilibrantes peuvent alors faciliter l'existence.

10 ml d'huile de jojoba
4 d'HE de bergamote
3 d'HE de sauge sclarée
3 d'HE de pamplemousse
Applicateur à bille

- Dans un applicateur à bille, mélangez les huiles essentielles à l'huile de jojoba.
- Appliquez sur le poignet ou sur la région du cœur.

Je t'aime, moi non plus : les odeurs apaisantes des huiles essentielles ralentissent le carrousel hormonal.

Préparations adaptées à partir de la puberté

Douleurs menstruelles

Une jeune fille sur deux ne se sent pas bien au moment des règles : lors de la maturation du système hormonal. Les douleurs spasmodiques s'étendent du bas-ventre au bas du dos et parfois jusque dans les cuisses.

HUILE APAISANTE

Cette huile pour le corps aux vertus antispasmodiques réchauffe et détend.

50 ml d'huile de millepertuis ou de calendula
4 gouttes d'HE de lavande vraie ou de marjolaine
4 gouttes d'HE de géranium rosat
4 gouttes d'HE de mandarine rouge
4 gouttes d'HE de sauge sclarée
Évent. Bouillotte chaude ou coussin de noyaux de cerise

- Mélangez les huiles essentielles à l'huile de millepertuis, puis appliquez en couche épaisse sur le bas-ventre.
- Une bouillotte chaude ou un coussin de noyaux de cerise renforcent l'action antispasmodique.

BAIN RELAXANT

Un bain chaud aux vertus relaxantes a une action bienfaisante et antispasmodique.

2 à 3 c. à s. de sel marin
2 gouttes d'HE d'ylang-ylang
2 gouttes d'HE de benjoin
2 gouttes d'HE de mandarine rouge

- Mélangez les huiles essentielles au sel marin, puis versez dans l'eau du bain.
- Le bain se prend à 36 ou 37 °C pendant 20 à 30 minutes.

HUILES ESSENTIELLES ET DOULEURS MENSTRUELLES

Dès la puberté, vous pouvez employer ces huiles essentielles aux vertus antispasmodiques qui réchauffent :
La sauge sclarée : fortement antispasmodique et stabilisante au niveau hormonal.
Le géranium rosat : fortement antispasmodique, relaxant et stabilisant au niveau hormonal.
L'ylang-ylang : fortement antispasmodique et dynamisant.
La sauge (pauvre en cétone) : régule la sudation.
L'arbre à thé : actif contre de nombreux germes.
La bergamote : dynamisante.
Le pamplemousse : dynamisant, stimule la communication.
Prévoir des aliments qui régulent le système hormonal : noix, graines, huiles végétales de qualité supérieure.

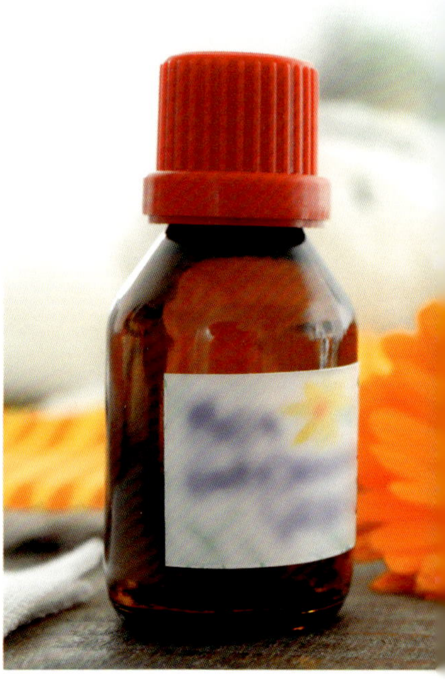

Acné

Au cours des transformations hormonales apparaissent boutons d'acné et points noirs. Les hormones stimulent aussi bien la production de sébum que la croissance des poils, des organes et des os. La peau nécessite alors des soins adaptés.

ROLL-ON ANTIBOUTONS

Les boutons d'acné s'infectent parfois et deviennent douloureux. Ce roll-on a une action antibactérienne, anti-inflammatoire et antalgique.

10 ml de vodka
3 gouttes d'HE d'arbre à thé
3 gouttes d'HE de manuka
3 gouttes d'HE de lavande vraie
1 goutte d'HE d'hélichryse italienne
Applicateur à bille

- Mélangez les huiles essentielles et la vodka dans un applicateur à bille.
- Appliquez sur les boutons d'acné.
- Le roll-on doit être propre à la personne qui l'utilise et jeté au bout d'un mois.

L'huile de calendula, équilibrante au niveau hormonal, est précieuse pour les jeunes filles et les femmes.

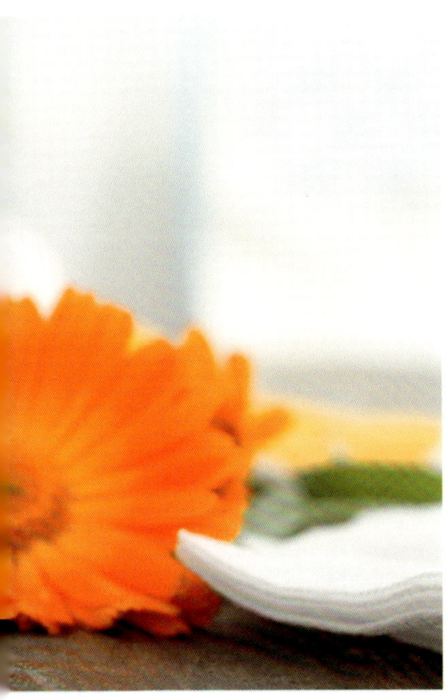

DES SOINS « MAISON »
Les traitements classiques de l'acné ont tendance à assécher la peau et à l'irriter. Et, d'après certaines études, ils pourraient même multiplier les boutons. Les soins de peau « maison » indiqués ici ont, eux, une action anti-inflammatoire et apaisante.

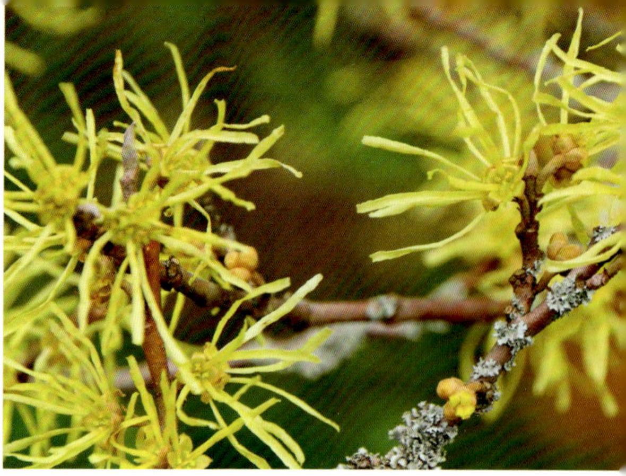

Des fleurs en hiver : l'écorce d'hamamélis contient des tanins et des flavonoïdes employés en cosmétique pour leur action anti-inflammatoire.

EAU ÉCLAIRCISSANTE POUR LE VISAGE

Le nettoyage quotidien d'une peau acnéique permet de réduire et de prévenir les inflammations.

45 ml d'hydrolat de rose
45 ml d'hydrolat d'hamamélis
10 ml de vodka
2 gouttes d'HE de manuka
2 gouttes d'HE de sauge (pauvre en cétone)
4 gouttes d'HE d'arbre à thé
2 gouttes d'HE de benjoin
2 gouttes d'HE de lavande vraie
Vaporisateur (100 ml), disques de coton

- Diluez les huiles essentielles dans la vodka avant de les mélanger aux deux hydrolats dans un vaporisateur.
- Secouez avant chaque emploi.
- Vaporisez sur un disque de coton, avec lequel vous nettoierez la peau du visage le soir.

HUILE DE SOIN QUOTIDIENNE POUR LA PEAU

La peau pubère produit souvent trop de sébum. De doux soins quotidiens permettent d'apaiser et de rééquilibrer la peau du visage.

40 ml d'hydrolat de rose ou d'arbre à thé
5 ml de vodka
5 ml de gel d'aloe vera
3 gouttes d'HE d'arbre à thé
1 goutte d'HE de géranium rosat
1 goutte d'HE de bois de Hô
2 pointes de gomme xanthane, pot en verre hermétique, mousseur à lait manuel, spatule

- Dans un pot en verre propre, diluez les huiles essentielles dans la vodka.
- Ajoutez le gel d'aloe vera et l'hydrolat. Mélangez.
- Saupoudrez délicatement de la gomme xanthane, puis remuez rapidement avec le mousseur à lait.
- Appliquez la crème sur le visage tous les jours en la manipulant avec des doigts propres ou une spatule.
- Cette crème se conserve environ un mois.

QU'EST-CE QUE LA GOMME XANTHANE ?
Ce polysaccharide naturel est utilisé comme agent gélifiant ou épaississant en cosmétique.

Soins de la peau pour les jeunes

Comme le psychisme, la peau souffre pendant la puberté d'« humeurs instables ». Tantôt le teint est clair et rayonnant, tantôt il est gris et terne : un véritable appel à l'aide.

SPRAY DE SECOURS POUR LA PEAU

Ce spray de secours peut être vaporisé à tout moment quand la peau est rouge et couverte d'acné ou lorsqu'elle n'a pas un aspect « normal ».

25 ml d'hydrolat de rose
10 ml d'hydrolat d'arbre à thé
15 ml d'hydrolat de fleur d'oranger
1 💧 d'HE de carotte sauvage
1 💧 d'HE de bois de Hô
1 💧 d'HE de menthe citronnée
Vaporisateur (50 ml)

- Dans un vaporisateur, mélangez les hydrolats et les huiles essentielles.
- Secouez avant chaque application.
- Vaporisez sur les zones de peau concernées si nécessaire.

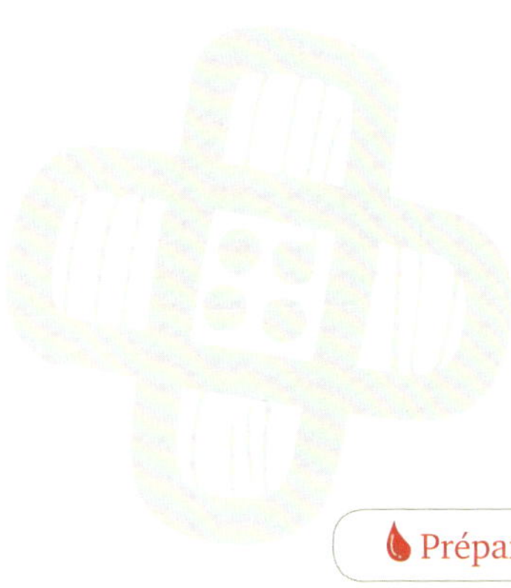

BAUME POUR LE CORPS

Ce baume à la texture délicate peut remplacer la crème pour le corps habituelle après la douche quotidienne.

75 g de beurre de karité
50 g de beurre de cacao
50 ml d'huile d'abricot ou d'amande douce
20 g d'huile de coco
20 ml d'huile de jojoba
4 💧 d'HE de benjoin
8 💧 d'HE de pamplemousse
4 💧 d'HE de bois de Hô
Grand bol résistant à la chaleur, spatule, boîte de crème vide, fouet manuel

- Dans un bol à bords hauts, faites fondre délicatement le beurre de karité et de cacao au bain-marie (ou sur un radiateur) à une température maximale de 40 °C.
- Ajoutez les autres ingrédients, puis fouettez la préparation à froid. Avec la spatule, ramenez-la des bords vers le fond du bol.
- Réservez au congélateur 10 minutes, puis remuez encore jusqu'à obtenir une préparation onctueuse. Renouvelez l'opération si nécessaire.
- Versez la préparation dans une boîte.
- Utilisez-la avec parcimonie, car elle est très riche !

Conseil : le beurre de karité extra-vierge a une légère odeur de noix. La version raffinée n'a pas d'odeur.

💧 Préparations adaptées à partir de la puberté

Odeurs corporelles

Les transformations hormonales liées à la puberté modifient aussi les odeurs corporelles, mais pas toujours dans un sens positif.

SPRAY DÉODORANT

Le déodorant « maison » ne tient pas 12 ou 24 heures, mais il présente l'avantage de pouvoir être appliqué plusieurs fois par jour sans le moindre risque.

25 ml d'hydrolat de rose ou d'hamamélis
25 ml de vodka
1 c. à c. de bicarbonate de soude
5 gouttes d'HE de pamplemousse
5 gouttes d'HE de géranium rosat ou de lavande vraie
3 gouttes d'HE de sauge (pauvre en cétone)
2 gouttes d'HE de cèdre de l'Atlas
Vaporisateur (50 ml)

- Mélangez les ingrédients dans un vaporisateur.
- Secouez avant chaque emploi.
- Employez-le comme un déodorant classique, plusieurs fois par jour si nécessaire.

Un déodorant naturel dépourvu de substances cancérigènes.

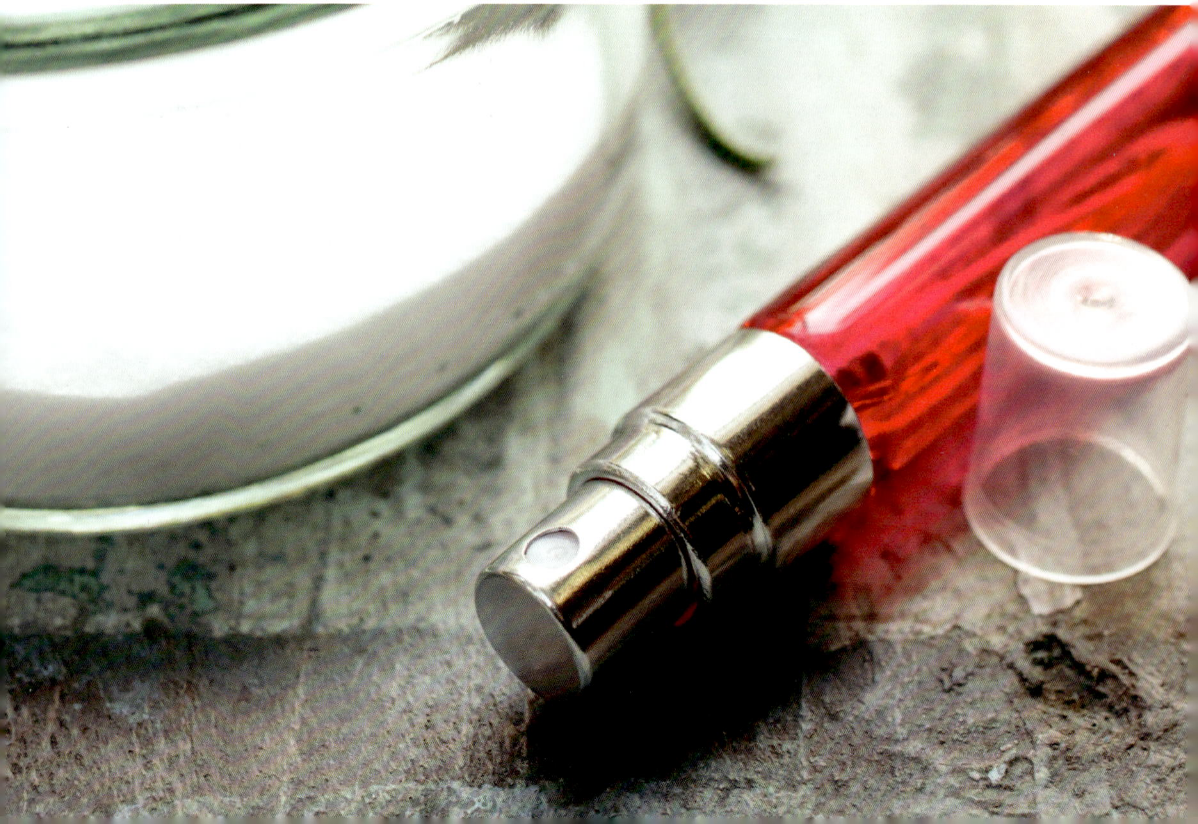

DES DÉODORANTS « MAISON »
La plupart des déodorants classiques sont composés de substances qui ne sont pas sans risque pour la santé. Ce déodorant très frais, qui ne contient ni parabènes ni sels d'aluminium, a la même fonction que ceux vendus dans le commerce. Il a, en outre, une action positive sur l'humeur.

DÉODORANT CRÈME

Les déodorants crèmes partent à la conquête du marché. On les applique simplement sous les aisselles.

20 g de beurre de karité
15 g de beurre de cacao ou de graisse de cacao
1 c. à s. d'amidon de maïs
1 c. à s. de bicarbonate de soude
5 d'HE de citron
5 d'HE de géranium rosat
3 d'HE de sauge (pauvre en cétone)
2 d'HE de bois de Hô
Pot en verre hermétique, spatule, cuillère

- Faites fondre délicatement le beurre de karité et de cacao ensemble sur un radiateur ou dans un pot en verre propre au bain-marie (chaud mais pas brûlant). Remuez avec une cuillère ou une spatule très propre.
- Ajoutez uniformément l'amidon et le bicarbonate, puis les huiles essentielles et remuez. (Pilez éventuellement le bicarbonate jusqu'à obtenir une fine poudre.)
- Versez la crème dans un pot en verre hermétique. Appliquez sous les aisselles.

DÉODORANT POUR LES PIEDS

Au moment de la puberté, les pieds se mettent à transpirer et à sentir. Les chaussettes et les chaussures en matières synthétiques, qui enferment les pieds, n'arrangent rien.

40 ml d'hydrolat d'hamamélis
10 ml de vodka
3 d'HE de sauge (pauvre en cétone)
5 d'HE d'arbre à thé
5 d'HE de pamplemousse
2 de géranium rosat
Vaporisateur (50 ml)

- Mélangez d'abord les huiles essentielles à la vodka.
- Versez l'hydrolat dans un vaporisateur avant d'ajouter le mélange vodka/huiles essentielles.
- Secouez le flacon avant chaque emploi.
- Vaporisez sur les pieds régulièrement après les avoir lavés. Cette préparation est également antimycosique.

Conseil : des chaussettes en coton et des chaussures de qualité empêchent la transpiration excessive. Il est également recommandé de passer les pieds à l'eau très froide après la douche.

Formules adaptées à partir de l'âge de la puberté

Cheveux gras

Les jeunes ont souvent les cheveux qui graissent beaucoup, si bien qu'ils sont déjà luisants quelques heures seulement après la douche. Un soin naturel adapté régule la production de sébum sans risque pour la santé.

SHAMPOING ÉQUILIBRANT

Certaines huiles essentielles régulent la production de sébum, car elles décongestionnent les glandes sébacées. L'huile de cèdre de l'Atlas favorise la pousse du cheveu.

200 ml de shampoing bio neutre
5 💧 d'HE de mélisse
5 💧 d'HE de cèdre de l'Atlas
5 💧 d'HE de pamplemousse
5 💧 d'HE de menthe citronnée

- Mélangez les huiles essentielles au shampoing.
- Une noix de shampoing suffit pour un lavage.

EAU POUR LES CHEVEUX

Cette eau, qui ne graisse pas, peut être vaporisée sur la racine des cheveux. Elle régule les glandes sébacées.

25 ml d'hydrolat de mélisse
20 ml d'hydrolat d'arbre à thé
5 ml de vodka
4 💧 d'HE de mélisse
4 💧 d'HE de lavande vraie
2 💧 d'HE de cèdre de l'Atlas
Vaporisateur (50 ml)

- Versez les ingrédients dans un vaporisateur et secouez avant chaque emploi.
- Vaporisez directement après la douche sur la chevelure humide ou, de temps en temps, sur le cuir chevelu.

UN CERCLE VICIEUX
Les transformations hormonales liées à la puberté activent aussi les glandes sébacées du cuir chevelu. Résultat : les cheveux graissent quelques heures seulement après la douche, ce qui incite à les laver plus souvent. Or, c'est justement ce qui stimule la production de sébum. Ce shampoing « maison » est donc conçu pour la réguler.

La trousse à pharmacie aromatisée

Au moment de partir en vacances, il faudrait toujours emporter dans les valises une petite trousse à pharmacie composée d'huiles essentielles et d'hydrolats. C'est le meilleur moyen de vous assurer un séjour reposant avec vos enfants.

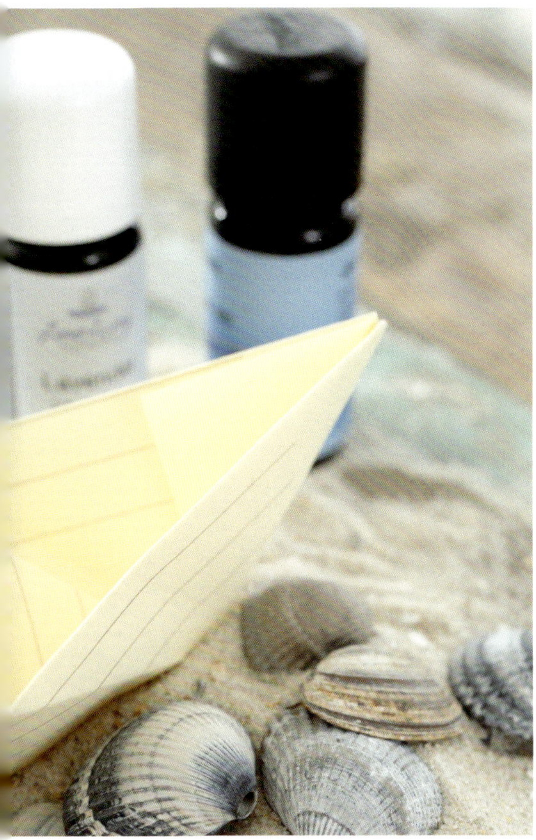

RÉPULSIF À INSECTES

Selon le pays ou la saison, ce répulsif devrait faire partie des bagages.

50 ml d'huile de coco
3 d'HE d'eucalyptus citronné
3 d'HE de lavande vraie
2 d'HE de cèdre de l'Atlas
2 d'HE de géranium rosat
Pot en verre hermétique

- Faites fondre délicatement l'huile de coco dans un pot en verre au bain-marie. (De l'eau très chaude suffit. Il n'est pas nécessaire de faire bouillir l'eau.)
- Ajoutez les huiles essentielles en remuant énergiquement. La préparation durcit en refroidissant à température ambiante. Dans une région ensoleillée, en revanche, elle se fluidifie. Il faut donc fermer le pot hermétiquement !
- Appliquez sur la peau au grand air pour éloigner les insectes.

Emportez votre petite trousse d'huiles essentielles pour passer des vacances détendues.

HUILE DE LAVANDE ET HYDROLAT DE ROSE POUR LES PREMIERS SECOURS

Lors de piqûres de méduses, intervenez en premier ressort avec de l'huile essentielle de lavande vraie avant de consulter éventuellement un médecin. L'action de cette huile est encore plus efficace si vous vaporisez préalablement de l'hydrolat de rose sur la plaie. Celui-ci peut également être utile en cas d'irritation cutanée soudaine. Sachez que dans une région chaude, l'hydrolat de rose ne se conserve pas plus d'un mois. Préparez-en donc un flacon avant de partir.

COUPURES, PIQÛRES ET AUTRES PETITES BLESSURES

L'huile essentielle de lavande pure désinfecte les plaies, apaise la douleur et stimule la régénérescence du tissu cutané.

1 goutte d'HE de lavande vraie

- Appliquez l'huile de lavande non diluée sur les petites plaies et les piqûres.

APPLICATIONS EN CAS DE CONSTIPATION ET DE DIARRHÉE LÉGÈRE

Cette application soulage les nausées et les maux de ventre provoqués par l'air conditionné ou un voyage en voiture. Consultez un médecin en cas de fortes diarrhées.

1 c. à c. d'huile de millepertuis
1 goutte d'HE de fenouil
Gant de toilette, serviette

- Mélangez les huiles essentielles à l'huile de millepertuis.
- Massez le ventre avec cette préparation.
- Appliquez un gant de toilette plongé dans de l'eau très chaude et bien essoré, puis couvrez avec une serviette.
- Retirez le gant et la serviette au bout d'environ 10 minutes.
- Une tisane à la camomille peut renforcer l'effet de l'intérieur.

STICK ANTINAUSÉE

Un stick inhalateur contribue à éloigner les nausées lors de voyage en voiture ou en avion.

1 goutte / 1 goutte d'HE d'orange
1 goutte / 1 goutte d'HE de citron
0 goutte / 1 goutte d'HE de menthe poivrée
Stick inhalateur

- Versez les huiles essentielles sur la tige en coton du stick inhalateur.
- L'enfant inhale profondément ce stick quand il sent les nausées arriver.

DORS BIEN !

De la lavande pour apaiser l'enfant assailli par des impressions nouvelles.

1 goutte d'HE de lavande vraie ou 1 goutte d'HE de mandarine rouge
Gant de toilette ou disque de coton

- Versez l'huile de lavande sur un gant de toilette ou un disque de coton à poser sur l'oreiller avant l'endormissement.

Alternatives : l'huile essentielle de menthe citronnée, de camomille romaine ou l'hydrolat de rose employés de la même façon facilitent aussi l'endormissement.

PREMIERS SIGNES DE REFROIDISSEMENT

Outre l'huile essentielle de lavande, celle de cajeput (expectorante) est efficace dès les premiers signes d'enrouement, de toux et de rhume.

1 goutte d'HE de cajeput
Mouchoir en papier

- Versez l'huile de cajeput sur un mouchoir en papier.
- L'enfant peut s'y moucher si nécessaire, mais vous pouvez aussi le poser à côté de son oreiller.

Alternative : si l'huile de cajeput est trop forte, optez pour l'huile essentielle de myrte.

PRÉPARATION DE SECOURS

Cette préparation est idéale pour traiter les petites ou les grandes urgences, en cas de blessures légères, de contusions, de coupures ou de piqûres d'insectes.

10 gouttes d'HE de manuka
10 gouttes d'HE d'hélichryse italienne
10 gouttes d'HE de lavande vraie
10 gouttes d'HE de ciste
Flacon compte-gouttes (5 ml)

- Versez les huiles essentielles dans un flacon. Pensez à le faire avant le départ en vacances.
- Appliquez cette préparation pure sur les blessures, les piqûres et les coupures.

TROUSSE À PHARMACIE DE VOYAGE

Les enfants se blessent facilement et réagissent souvent par des diarrhées ou de la fièvre dans un nouvel environnement ou avec une nourriture différente. Les bains de mer ou de piscine déclenchent parfois aussi des rhumes ou des cystites. Une trousse à pharmacie « aromatique » conservée dans un endroit frais et sombre peut alors être utile.

HUILES ESSENTIELLES

Lavande vraie : coups de soleil, piqûres d'insectes, égratignures, céphalées, toux, otite, fièvre, maux de ventre.
Cajeput : piqûres d'insectes infectées, cystite, toux, rhume, otite, entorse, contusions.
Manuka : piqûres d'insectes irritantes, démangeaisons, mycoses des pieds, toux, égratignures.
Ciste : coupures, égratignures, saignements de nez, démangeaisons.

HYDROLAT

Hydrolat d'hélichryse italienne : petites blessures, contusions, bleus.
Hydrolat de rose : petites blessures, coups de soleil, allergie solaire, conjonctivite, fièvre.

HUILES VÉGÉTALES

Huile d'amande douce : base pour toutes les préparations.
Huile de millepertuis : coups de soleil, contusions, otite.
Macéra d'aloe vera : coups de soleil.

L'hôpital : angoisses et isolement

L'époque où l'enfant était absolument seul à l'hôpital est (quasiment) révolue. Les huiles essentielles rendent ce séjour plus supportable et contribuent à parer aux infections qui y sont éventuellement contractées.

FOULARD APAISANT

Dormir dans un environnement inhabituel plutôt bruyant, où les visites se succèdent, n'est pas simple pour les petits. Un doudou « aromatisé » peut contribuer à les apaiser.

1 goutte d'HE de menthe citronnée
1 goutte d'HE de mandarine rouge
Foulard, doudou

- Versez les huiles essentielles sur le foulard à attacher autour du doudou. Il peut accompagner l'enfant pendant son séjour à l'hôpital.
- Ne versez pas les huiles directement sur le doudou, car elles pourraient s'oxyder et finir par sentir mauvais. Il vous sera alors difficile de vous débarrasser de ces odeurs.

SPRAY ANXIOLYTIQUE

Vous pouvez avoir recours à l'hydrolat de fleur d'oranger (comparable au remède Rescue des fleurs de Bach) en cas de crises d'angoisse ou d'accès de panique.

50 ml d'hydrolat de fleur d'oranger
5 gouttes d'HE de mandarine rouge
1 goutte d'HE de camomille romaine
Vaporisateur

- Versez les huiles essentielles et l'hydrolat dans un vaporisateur.
- Secouez avant chaque emploi.
- Vaporisez le spray dans vos mains, puis prenez celles de l'enfant.
- Vous pouvez aussi vaporiser très légèrement une lingette-doudou et la mettre dans le lit de l'enfant.

L'ODEUR DE PAPA ET MAMAN
À l'hôpital, les parents ont presque toujours la possibilité de rester auprès de leur enfant. Si cela n'est pas possible, donnez à votre petit l'un de vos tee-shirts ou foulards, dont l'odeur lui permet de trouver une consolation.

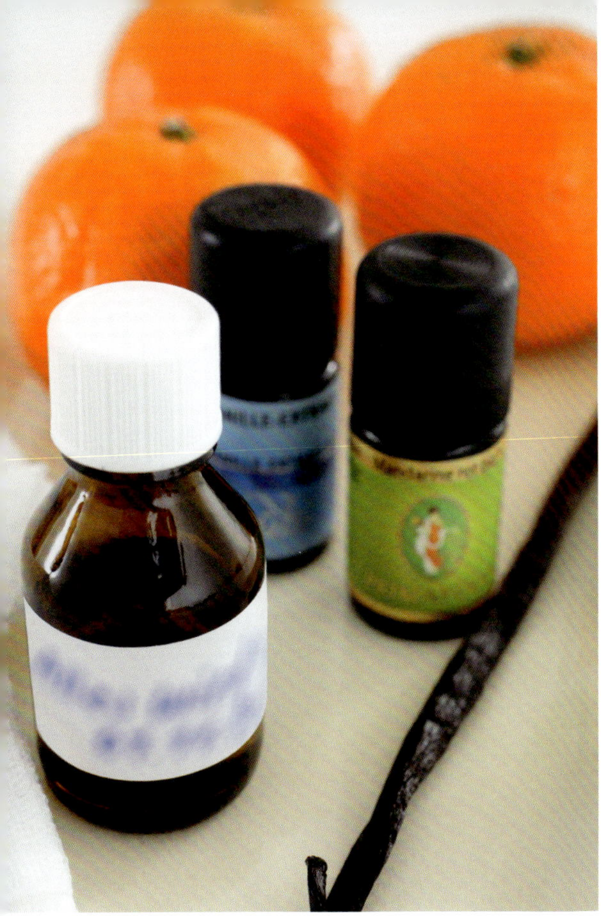

Une odeur qui rappelle à l'enfant celle de ses parents et de sa maison est aussi importante pour lui que les soins médicaux.

POUR CALMER LES ANGOISSES

Cette préparation est utile pour les enfants et les parents qui ont un quotidien difficile, car ces huiles essentielles sont à la fois anxiolytiques et apaisantes.

20 💧 d'HE de lavande vraie
20 💧 d'HE de mandarine rouge
10 💧 d'HE de benjoin
5 💧 d'HE de mélisse
Flacon compte-gouttes (5 ml), mouchoir en papier ou figurine en feutre

- Mélangez les huiles essentielles dans le flacon.
- En cas d'agitation, de peur des examens et d'anxiété, versez 1 goutte de cette préparation sur un mouchoir ou une figurine en feutrine. L'enfant peut ainsi l'inhaler en cas de besoin.

L'ANTIECCHYMOSES

L'hydrolat d'hélichryse italienne traite merveilleusement les bleus liés aux contusions, fractures, coupures, et résultant d'une intubation ou d'une piqûre ou de la pose d'une perfusion.

Hydrolat d'hélichryse italienne (sans alcool)
Disque de coton éventuellement

- Après la douche ou la toilette, vaporisez l'hydrolat sur la zone environnant l'ecchymose et laissez agir.
- Vous pouvez aussi tamponner doucement la peau avec un disque de coton imbibé d'hydrolat.
- Évitez impérativement d'appliquer l'hydrolat sur les plaies ouvertes.

Conseil : on peut presque voir la vitesse à laquelle l'hydrolat d'hélichryse italienne fait disparaître les gonflements et les ecchymoses. Cette eau florale, qui exhale légèrement une odeur de curry, apaise également les traumatismes psychologiques.

Bactéries multirésistantes (BMR)

Aujourd'hui, les germes nosocomiaux, acquis dans les hôpitaux, résistant aux antibiotiques (comme certains staphylocoques et bactéries du genre Pseudomonas) contaminent de plus en plus de patients. Beaucoup de parents se demandent comment protéger leurs enfants.

HUILE ANTIGERMES

Les huiles essentielles de cette préparation inhibent la croissance des bactéries et ont une action apaisante sur les angoisses et le sentiment de solitude.

10 ml d'huile de jojoba
1 goutte d'HE de néroli
1 goutte d'HE de géranium rosat
1 goutte d'HE de lavande vraie

- Mélangez les huiles essentielles à l'huile de jojoba.
- Massez deux à trois fois par jour la zone qui va être opérée, ainsi que les parties du corps environnantes.

Conseil : après une opération chirurgicale, les enfants (les adultes aussi) ont souvent des nausées. Un stick inhalateur à l'huile essentielle de citron peut apporter un vrai soulagement. Vous en trouverez la formulation à la page 116.

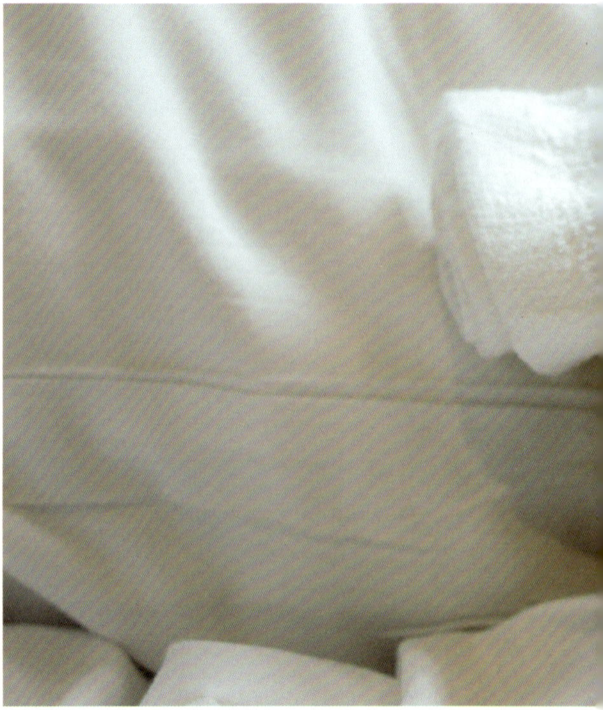

COMMENT LUTTER CONTRE LES GERMES NOSOCOMIAUX ?

Les huiles essentielles peuvent au moins prétendre renforcer le système immunitaire et beaucoup d'entre elles ont une action germicide. Il est prouvé que ces « nuages aromatiques » naturels troublent la communication de nombreuses bactéries et les amenuisent. Remontant à plusieurs millions d'années d'évolution, les mécanismes de défense des plantes perturbent la communication des bactéries, qui perdent de leur agressivité. Cette nouvelle branche de la recherche antibiotique a fait récemment des découvertes étonnantes.

Si votre enfant doit être hospitalisé, ayez recours aux huiles essentielles plusieurs jours avant.

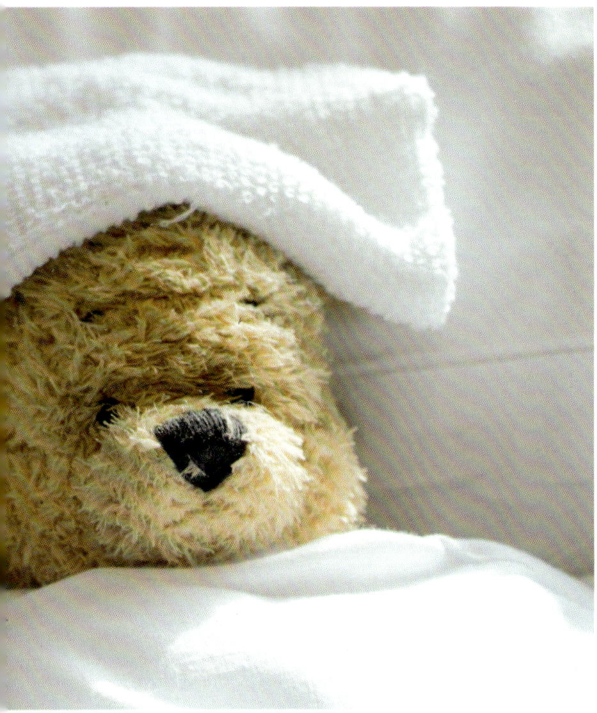

D'après certaines études, les huiles essentielles forment comme un « voile » protecteur que de nombreux agents pathogènes ne peuvent pas franchir.

SPRAY D'AMBIANCE

Ayant une action antibactérienne, ce spray d'ambiance peut renforcer l'autorégulation du système immunitaire et donc la lutte contre les germes.

50 ml de vodka
5 gouttes d'HE de thym à linalol
3 gouttes d'HE de lavande vraie
2 gouttes d'HE de racine d'angélique
5 gouttes d'HE de citron
5 gouttes d'HE de manuka
Vaporisateur (50 ml)

- Versez les huiles essentielles dans le vaporisateur rempli de vodka.
- Secouez avant chaque emploi.
- Vaporisez plusieurs fois par jour dans la chambre d'hôpital.

Variantes : dans un vaporisateur à main, versez 45 ml de vodka (au lieu de 50 ml) et 5 ml d'huile de jojoba, qui empêche le dessèchement de la peau. Ajoutez les huiles essentielles. Employez ce spray plusieurs fois par jour pour désinfecter les mains. Cette préparation est adaptée aux enfants dès 3 ans. Une goutte d'huile essentielle de manuka et une autre de citron dans une lampe aromatique, un diffuseur ou sur des compresses peuvent également, en étant inhalées, contribuer à réduire le risque infectieux.

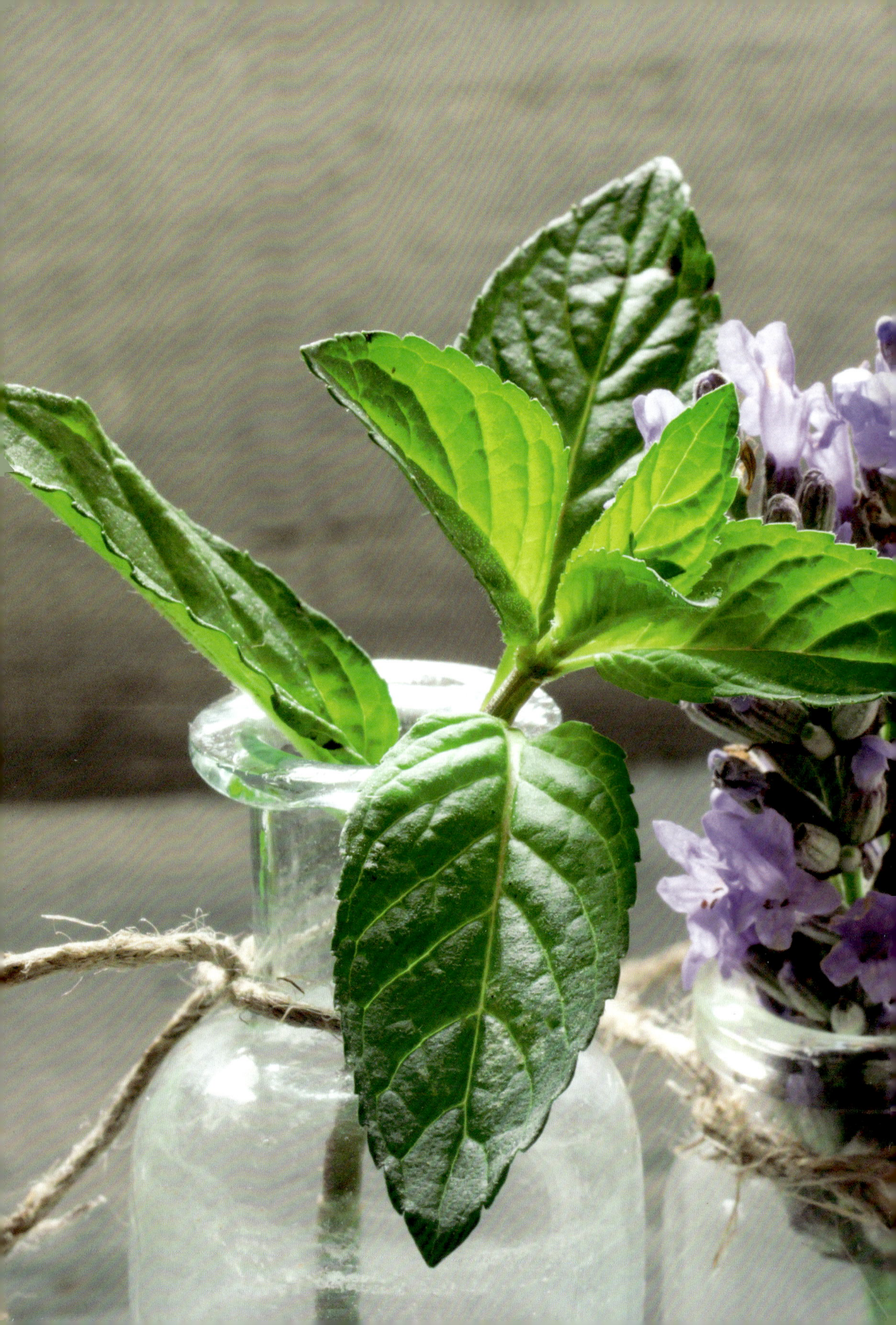

Des connaissances utiles

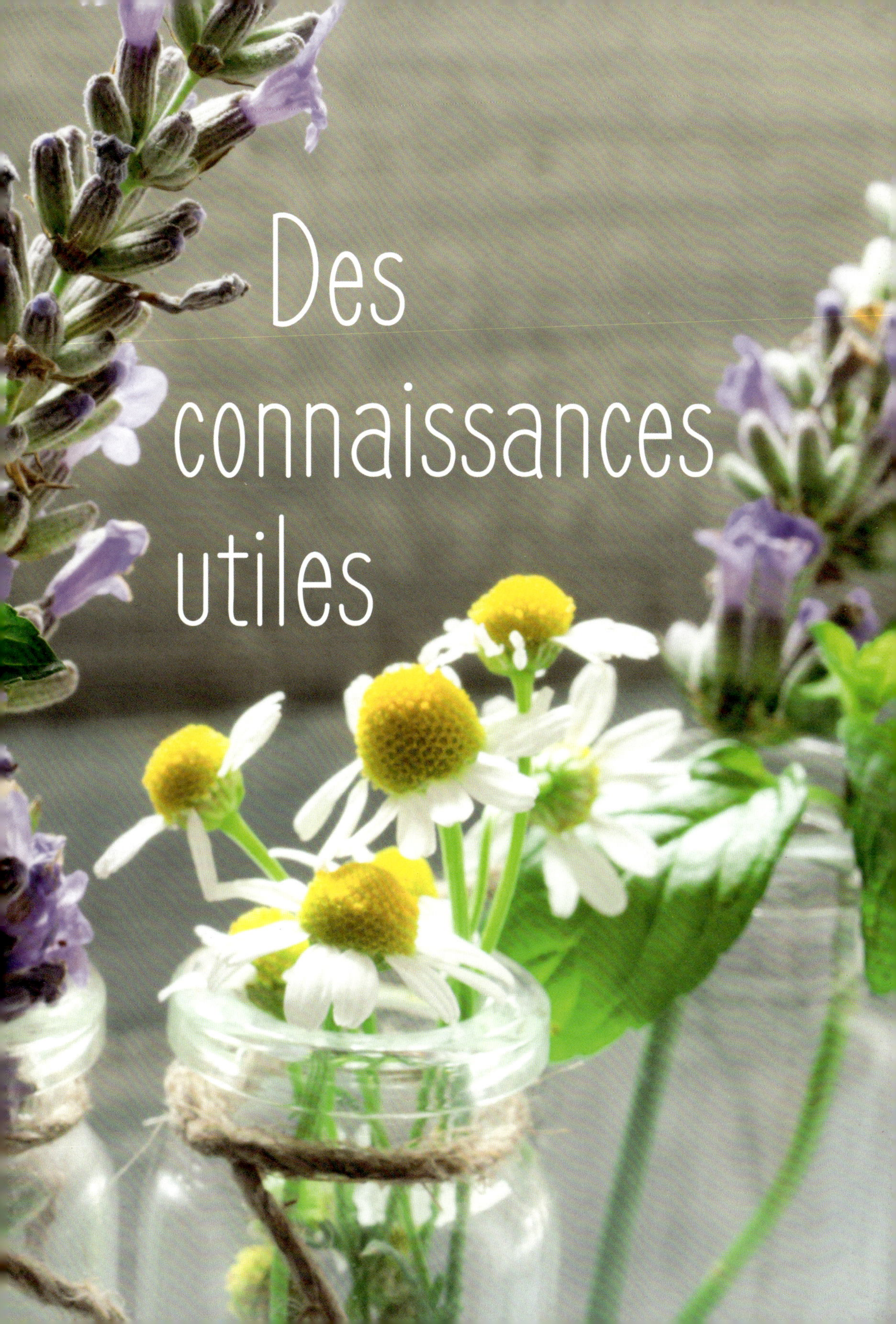

Les enfants et les huiles essentielles - Que dit la science ?

« C'est bien joli tout ça, mais encore faut-il y croire. » Ce sont les propos auxquels sont régulièrement confrontés les aromathérapeutes. Quelle est donc la réelle efficacité des huiles essentielles ?

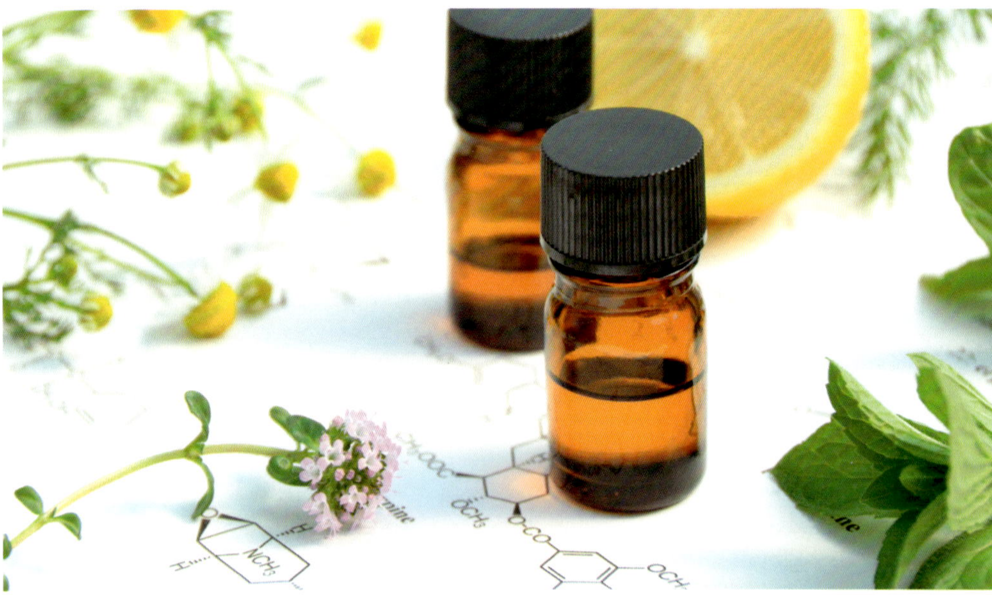

L'action des huiles essentielles est étudiée partout : elles sont composées de substances actives d'un point de vue pharmacologique.

L'amour passe par le sens de l'odorat

Nous pouvons désormais nous référer à des données scientifiques, dont certaines sont assez précises. De nombreux mécanismes d'action des huiles essentielles ont été étudiés, mais – comme en médecine conventionnelle – il subsiste des zones d'ombre.

Nous savons aujourd'hui de quelle manière certaines substances des huiles essentielles ont une action anti-inflammatoire et décongestionnante sur les membranes cellulaires humaines. Depuis les années 1970, de nombreuses études de laboratoire ont mis en exergue les huiles essentielles qui limitent l'impact des agents pathogènes. Ces derniers, déstabilisés, perdent en réactivité ou meurent.

Il a été prouvé que les substances aromatiques naturelles peuvent perturber la communication des bactéries entre elles et réduire leurs facultés offensives. Nous avons d'excellentes connaissances sur l'action antalgique de molécules propres aux huiles essentielles et sur l'action dynamisante de certains de leurs composants sur nos neurotransmetteurs. Régulant la production des neurotransmetteurs dits « du bonheur », ces composants peuvent notamment améliorer notre bien-être et nous amener à la détente. Alors que dans les tubes à essai, beaucoup de molécules d'huiles essentielles ont une action antitumorale, les laboratoires ne les emploient pas dans la préparation de médicaments destinés à lutter contre le cancer.

Certaines huiles essentielles ayant le pouvoir de renforcer l'action de médicaments, tels les antibiotiques et les chimiothérapies cytotoxiques, nous pourrions envisager une association de ces deux types de traitement. L'aromathérapie pourrait être considérée comme une thérapie complémentaire à part entière : un binôme précieux dans la lutte contre les bactéries de plus en plus résistantes, afin de protéger les personnes âgées dont le système immunitaire est affaibli et les enfants souffrant d'infections graves. Une antibiothérapie plus efficace pourrait alors répondre à leurs besoins.

Dans ce contexte, passons en revue les connaissances scientifiques qui sous-tendent les recommandations et les préparations de cet ouvrage.

L'emploi d'essences aromatiques adaptées aux bébés

Il ne fait aucun doute que les enfants ont un sens olfactif très développé. Un nouveau-né posé sur le ventre de sa mère trouve toujours le moyen de se hisser, comme un aimant, jusqu'au sein maternel pour se nourrir. Le bébé serait capable de sentir l'odeur du lait qui émane des seins d'une femme allaitante.

Luc Marlier, chercheur au CNRS, a montré que les prématurés sont capables de manifester des préférences marquées pour certaines odeurs. Quand ils sentent du beurre rance, leurs mimiques expriment le dégoût. Quand on leur fait sentir une odeur de vanille, ils font de petits bruits de bouche et les muscles de leur visage se détendent. On a également pu observer que cette odeur réduit de 36 % les arrêts respiratoires chez les prématurés. Les auteurs de cette étude recommandent donc de répandre des parfums naturels dans l'incubateur quand la caféine et le doxapram ne suffisent pas à stimuler la respiration du nourrisson.

Diminuer les sollicitations olfactives

Forts d'une enquête réalisée auprès d'une centaine d'unités de néonatalogie françaises, Luc Marlier et son équipe constatent une baisse du nombre d'odeurs employées (cosmétique pour bébés, désinfectants, détergents, etc.). Les bébés hospitalisés pendant leur premier mois de vie respirent en moyenne 1 320 à 1 800 odeurs différentes, tandis que les prématurés en inhalent de 2 024 à 3 448. Les parents qui se parfument peuvent encore augmenter notablement ces chiffres.

Les auteurs d'une étude portant sur 170 ménages britanniques en ont déduit que les diarrhées, vomissements et otites chez les nourrissons de moins de 6 mois sont liés à l'emploi de produits ménagers aux odeurs fortes et de diffuseurs de parfums aux senteurs synthétiques. En outre, un lien a été établi entre les céphalées et dépressions dont souffrent les jeunes mères et l'emploi de sprays d'ambiance.

Il serait donc impératif que les jeunes parents se parfument le moins possible au niveau de la tête et du buste pour entrer en contact avec leur tout-petit. Le processus de l'attachement (*bonding*) s'effectue surtout par l'intermédiaire des molécules olfactives.

Un odorat développé

Les enfants ont souvent le « nez fin », ce qui vous aidera à trouver l'huile essentielle adéquate pour sortir d'une situation difficile. N'hésitez pas à impliquer votre petit dans le choix d'un parfum pour les sprays, bâtons inhalateurs, baumes et huiles antitussives.

Afin de remédier aux troubles psychiques, deux huiles essentielles adaptées aux enfants ont fait l'objet d'études : l'huile d'orange douce et de lavande. D'autres essences aromatiques peuvent également apporter un soulagement notable.

La fameuse huile de lavande

Une quarantaine de nouveau-nés (de 2 à 6 semaines) qui souffraient de coliques ont été soumis à de délicats massages du ventre avec de l'huile de lavande diluée. La fréquence des pleurs par semaine a servi d'indicateur pour évaluer la présence ou l'absence de coliques. Or les douleurs ont notablement diminué. Chez les enfants du groupe témoin, qui n'avaient inhalé que de l'eau, la réduction de la douleur

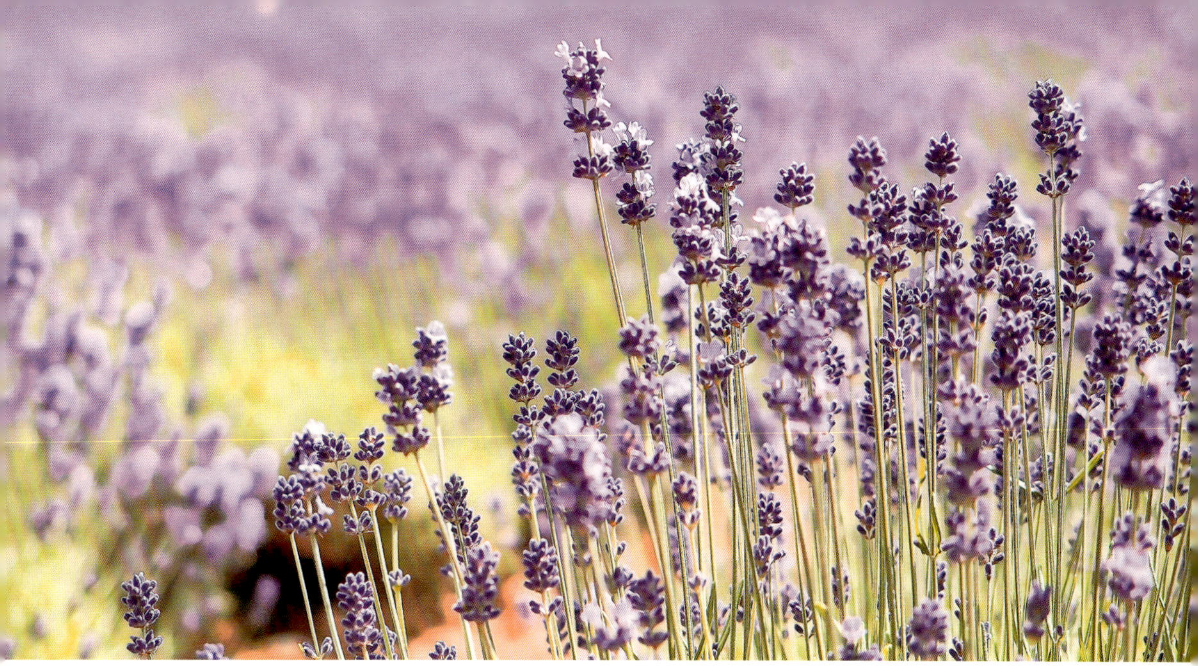

L'huile de lavande aux innombrables bienfaits est l'huile qui a fait l'objet du plus grand nombre d'études au monde.

était bien moindre. Une expérience réalisée en 2017 avec 60 enfants a montré que l'inhalation d'huile de lavande 20 minutes avant la pose d'un cathéter peut atténuer considérablement la douleur.

Cela s'est confirmé aussitôt après la piqûre, mais aussi 5 à 10 minutes après la pose du cathéter.

Après une opération des amygdales, 48 enfants iraniens de 6 à 12 ans répartis dans deux groupes ont été traités soit uniquement avec du paracétamol, soit avec un complément par inhalation d'huile de lavande. On a constaté que les enfants du second groupe ont pris moins d'antalgiques pendant les trois jours qui ont suivi l'opération.

Rose et orange douce

Âgés de 3 à 6 ans, 32 enfants iraniens souffrant de douleurs postopératoires ont inhalé cinq fois des essences de rose ; le groupe témoin également composé de 32 enfants a inhalé de l'huile d'amande douce. Les deux groupes se sont vu administrer des médicaments standard. Les enfants ayant inhalé de la rose avaient des douleurs moindres.

Dans le cadre d'une autre étude, on a dosé le cortisol salivaire et la pression sanguine de 30 enfants soumis à des soins dentaires. Ce groupe comptait 10 garçons et 20 filles âgés de 6 à 9 ans, qui venaient pour des examens préventifs et le scellement de sillons. La première séance eut lieu sous l'influence d'essence d'écorce d'orange (provenant d'un diffuseur), la seconde sans rien. L'évaluation statistique des taux de cortisol et de pression sanguine témoigna de l'effet anxiolytique de l'huile essentielle d'orange.

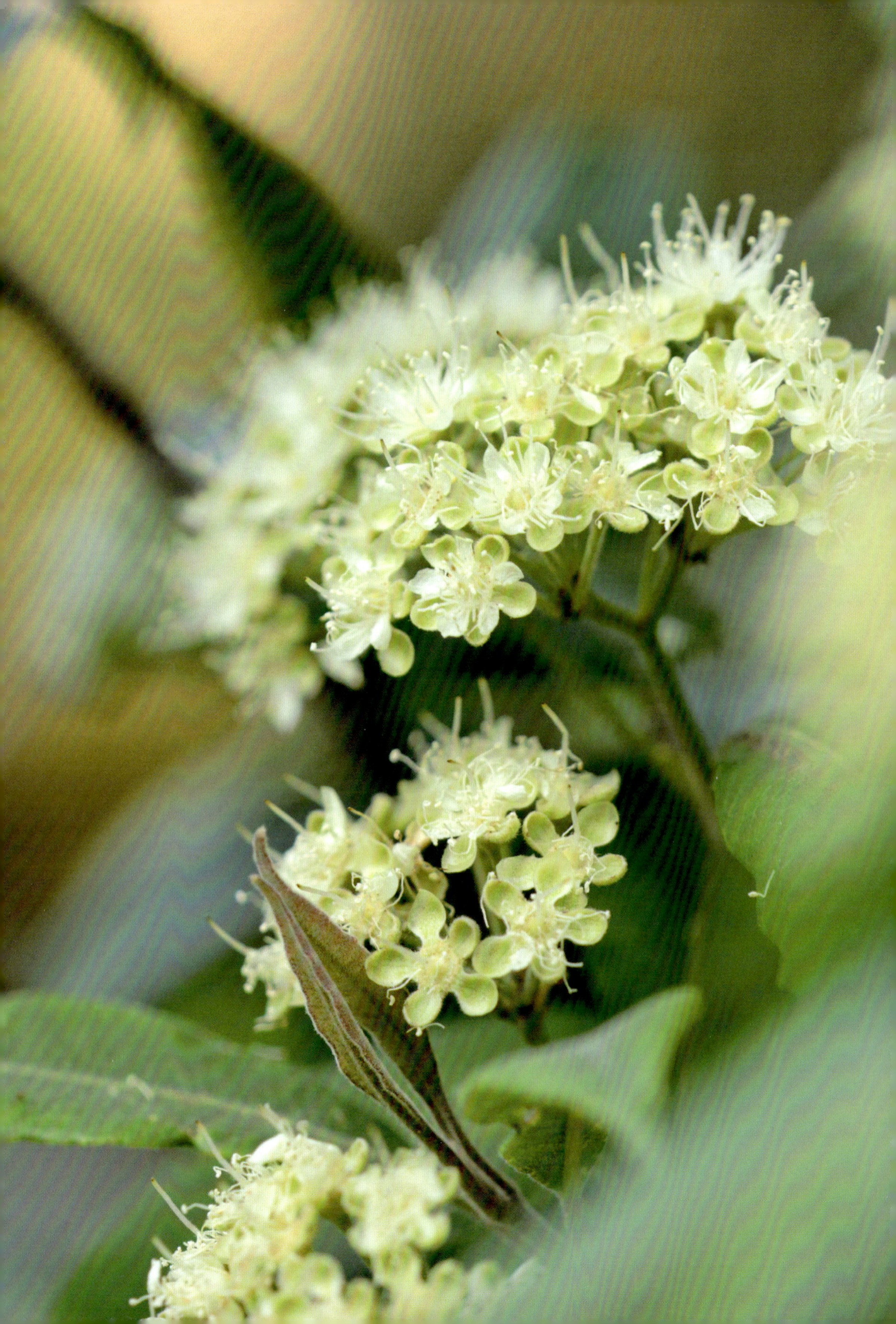

Douleurs

Soixante-treize enfants et adolescents de moins de 18 ans souffrant d'un diabète de type 1 bien contrôlé ont inhalé quatre fois par jour pendant une semaine une préparation à base d'orange et de lavande. Un contrôle a été effectué pendant deux semaines sans l'influence des essences. Leur fréquence cardiaque constante témoignait d'un apaisement de la douleur chez ceux qui n'avaient pas inhalé d'essence.

Âgés de 3 ans en moyenne, 71 enfants victimes de brûlures ont été massés avec des huiles essentielles adaptées à chacun (126 applications au total). Il en a résulté une baisse du rythme cardiaque et de la fréquence respiratoire. Les enfants étaient globalement plus calmes, s'endormaient bien et souhaitaient poursuivre le traitement. Toutefois, 9 petits (âgés de 15 mois en moyenne) ont réagi par du stress et des pleurs.

Molluscum contagiosum

Une observation australienne a montré que l'huile de myrte citronnée connue comme antivirale pouvait être efficace dans le cas de *Molluscum contagiosum*. Trente-deux enfants (4,6 ans en moyenne) qui en étaient atteints ont été traités une fois par jour pendant vingt et un jours avec de l'huile essentielle de myrte citronnée diluée dans de l'huile d'olive. Chez 9 des 16 enfants du groupe test, l'état s'est amélioré à plus de 90 %, contre un seul des 16 enfants du groupe témoin traités avec de l'huile d'olive.

À l'hôpital

Chez des enfants américains souffrant ou non de troubles du développement, l'emploi d'huiles essentielles (lavande et gingembre) pendant et après une anesthésie a permis d'améliorer le bien-être.

Dans une étude canadienne, 39 enfants (âgés de 4 à 16 ans) souffrant de nausées et vomissements postopératoires ont inhalé un produit contenant des huiles essentielles (gingembre, lavande, menthe poivrée et menthe verte). On a constaté un soulagement chez une partie de ces patients.

L'huile de myrte citronnée à l'odeur de zeste de citron est adaptée au traitement de Molluscum contagiosum.

TDAH

Un médecin et psychologue allemand a tenté de répondre à la question : L'huile de lavande ingérée par voie orale peut-elle soulager le trouble du déficit de l'attention avec ou sans hyperactivité (TDAH) ? Il a administré de l'huile essentielle de lavande à un garçon de 13 ans qui souffrait de ce syndrome depuis sept ans. Il ingéra trois fois par jour une capsule vendue en pharmacie. Son dosage était assez élevé du fait de la sévérité de ses symptômes. En outre, ce produit n'a pas d'effets secondaires, du moins à des doses réduites. Auparavant, il était traité avec du méthylphénidate (Ritalin), qui devait être supprimé, mais l'agitation motrice est réapparue. Le jeune garçon a fait l'objet d'une observation sans prise de traitement pendant quatre semaines, puis il a ingéré pendant quatre semaines des capsules d'huile de lavande préparées à cet effet (240 mg par jour). Le mois qui a suivi, la lavande a été remplacée par un placebo. Sur une échelle normée, le score de déficit de l'attention est passé de 19 à 11 pendant la « phase lavande » (contre 16 avec le placebo), et celui d'hyperactivité est passé de 20 à 12 (contre 16 avec le placebo).

Autisme

Dans le cadre d'une étude californienne, 28 garçons, de 3 à 12 ans, souffrant d'autisme à différents degrés ont pu inhaler des huiles essentielles pendant six mois dans le cadre d'exercices de stimulation sensorielle et motrice. On avait constaté auparavant, lors d'expériences menées sur les rongeurs, que des stimulations sensorielles diverses pouvaient agir dans le cas de déficits du comportement. On tenta donc de renouveler l'expérience sur des êtres humains.

De la sollicitude et de délicates essences aromatiques peuvent soulager les enfants malades à tous les âges.

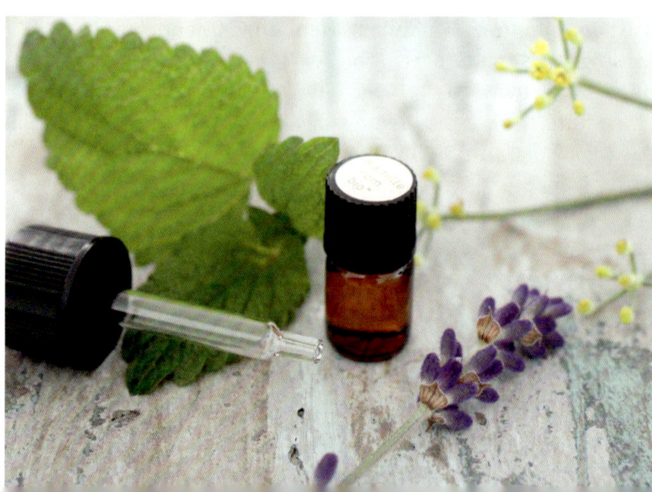

La stimulation avait lieu deux fois par jour, de 15 à 30 minutes, avec des jeux employant des objets quotidiens (éponges et cuillères), par le toucher et le contact à des températures diverses, par l'écoute de musique classique le soir, ainsi que par l'inhalation d'essences aromatiques (lavande, citron, vanille et pomme). Sur une échelle normée internationale, plusieurs symptômes liés à l'autisme s'améliorèrent de 5 points pour 42 % du groupe stimulé, contre 7 % du groupe témoin. Les fonctions cognitives s'améliorèrent aussi pour le groupe stimulé. 69 % des parents du groupe stimulé constatèrent des progrès chez leurs enfants, contre 31 % des parents du groupe témoin. La responsable de l'étude indiqua les faibles coûts investis comparés à ceux occasionnés par un suivi avec des professionnels : les parents peuvent en effet pratiquer ce type de stimulations chez eux.

Du bien-être pour les parents

Il importe également que les parents d'enfants malades puissent se détendre avec des essences aromatiques. Dans le cadre d'une étude réalisée en double aveugle *versus* placebo, 37 enfants et adolescents ont inhalé de l'huile de bergamote avant une transfusion de cellules souches. Cela n'a pas permis de diminuer les peurs, les nausées et les douleurs des jeunes patients, mais certains parents, qui avaient inhalé eux aussi cette huile essentielle apaisante, étaient nettement moins angoissés.

Conclusion

Ce bilan d'études est clair dans la mesure où, dans le monde occidental, il faut surmonter de nombreux obstacles juridiques pour parvenir à tester les huiles essentielles sur les êtres humains. Les enfants sont rarement admis pour ce genre d'expérience. Bien que les études cliniques menées avec les enfants et les huiles essentielles soient rares, les soignants (médecins et/ou services de soins), de même que les parents, peuvent en tirer des conclusions et constater l'innocuité des huiles. Même si les jeunes patients ne peuvent pas tous être traités – du moins pas toujours de manière satisfaisante ou pertinente du point de vue statistique –, l'accompagnement des enfants malades est important. En outre, (presque) tous apprécient les essences aromatiques et y réagissent de manière positive.

Exercer le sens olfactif

Les enfants apprécient les jeux de mémoire. Et plus encore quand ils peuvent trouver la solution grâce à l'odorat, une perception sensorielle importante.

Exercer l'odorat en s'amusant

L'odorat permettait à nos lointains ancêtres d'éviter les aliments avariés et de se protéger des ennemis. Le sens olfactif nous sert en outre à « flairer » le partenaire qui nous est génétiquement adapté. Dans notre cerveau, la zone minuscule qui perçoit les odeurs préside aussi à nos souvenirs.

Commencez par un jeu très simple : sur la table, posez devant votre enfant un pétale de rose parfumé, une orange et un brin de basilic. Ou encore un rameau de sapin, un citron et un morceau d'anis étoilé. Soyez créatif. Vous trouverez ce qu'il faut dans le jardin ou la cuisine. Sur trois disques de coton ou petits morceaux de papier absorbant, versez une goutte de l'huile essentielle correspondant à chaque objet. Votre enfant doit trouver les odeurs qui vont ensemble, comme quand il fait un jeu de mémoire.

Cet autre jeu est conçu pour faire travailler les associations olfactives. Cette activité plurigénérationnelle peut aussi stimuler la mémoire des séniors.

Nous devons réapprendre à sentir : les exercices olfactifs ont des répercussions positives sur les autres sens.

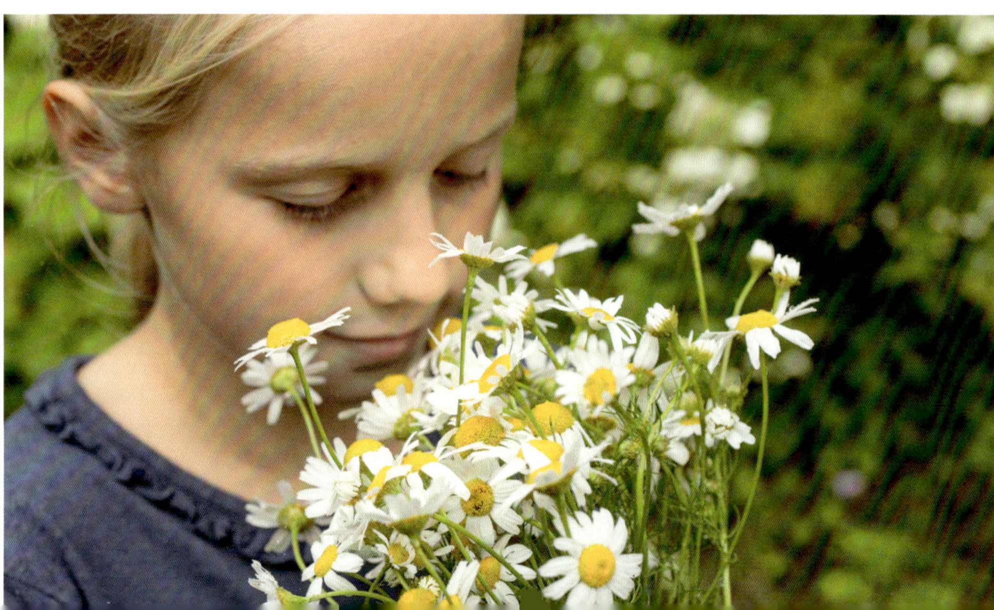

Sur chacun des cinq disques de coton, versez une goutte d'huile essentielle (épicéa de Sibérie, mandarine rouge, cèdre de l'Atlas, patchouli, verveine citronnée, par exemple). Écrivez ou dessinez les souvenirs ou les comparaisons que ces essences aromatiques vous suggèrent : la mandarine rouge peut évoquer les sucettes à l'orange, l'épicéa de Sibérie les balades en forêt ou les bains moussants, le patchouli les châteaux hantés et la verveine citronnée une tasse de tisane. Laissez libre cours à votre imagination !

Aujourd'hui, la pâte à modeler thérapeutique est vendue dans le commerce. L'idée consiste à utiliser l'effet de résorption des huiles essentielles par l'intermédiaire de la paume des mains. Malaxer de la pâte à modeler aromatisée calme, apaise les angoisses et stimule la concentration. Confectionner sa pâte à modeler « maison » (ci-dessous) est une activité très équilibrante, qui plaît beaucoup aux enfants.

Améliorer les performances scolaires grâce aux huiles

L'approche ludique des essences aromatiques peut aussi aider les élèves. Il est clair que les devoirs et les leçons sont des corvées pour les enfants et qu'ils peuvent être stressés quand l'une ou l'autre matière leur pose problème.

PÂTE À MODELER AROMATISÉE « MAISON »

Une saine activité créative pour les enfants dès 3 ans

1 tasse de farine de blé bio (120 g)
¼ tasse de sel (50 g)
¼ tasse d'eau très chaude
2 c. à s. d'huile de jojoba
5 d'HE d'orange douce
5 d'HE de menthe citronnée
5 d'HE de vanille
Éventuellement colorant alimentaire

- Mélangez délicatement la farine et le sel.
- Versez l'eau lentement et remuez bien.
- Ajoutez l'huile de jojoba en pétrissant la pâte pour l'assouplir. Vous pouvez aussi ajouter un peu de colorant alimentaire.
- Divisez la pâte en trois portions et versez sur chacune l'une des huiles essentielles avant de malaxer à nouveau.
- Selon la propreté des mains qui la pétrissent, la pâte se conserve deux semaines au réfrigérateur dans un bocal en verre (le film alimentaire et les pots en plastique ne conviennent pas aux huiles essentielles).
- Pour remplacer la coûteuse huile de jojoba, qui ne rancit pas, utilisez de l'huile d'olive, qui a une odeur un peu forte. L'huile de tournesol, quant à elle, rancit.

Sans compter qu'ils peuvent perdre leurs moyens lors d'une évaluation ou d'un examen.
Cette antisèche parfaitement légale peut être très utile : elle fonctionne en associant l'examen ou l'évaluation à une fragrance, qui active les mécanismes de couplage. En neurolinguistique, on parle d'ancrage. Il importe donc que l'enfant inhale de façon répétée la préparation aromatique – exclusivement pendant l'apprentissage ou la révision de la matière concernée –, en utilisant une lampe aromatique ou un mouchoir en papier, par exemple. Nous employons des essences aromatiques ou un mélange d'essences propres à chacune des matières scolaires. Le cerveau associe alors rapidement le contenu du cours de physique, par exemple, à une fragrance précise. La physique sentira la menthe poivrée, le citron ou le citron associé à la menthe poivrée. C'est exactement le principe du chien de Pavlov : quand le maître nourrissait son chien, il sonnait toujours une cloche en même temps. Peu de temps après, l'animal salivait dès qu'il entendait la cloche – son estomac se préparait à recevoir la nourriture. Ce mécanisme fonctionne également sur les humains, ce qui nous permet de l'employer avec nos enfants. Si, pour les écoliers, on ajoute un soupçon de magie, le succès est programmé à l'avance. Vous pouvez dire par exemple : « Cette préparation d'huiles te donnera des pouvoirs magiques » ou « Cette préparation est une tricherie autorisée par ton maître ». À titre d'exemple, pour l'apprentissage du LA-TIN, on pourrait prévoir la préparation suivante (ci-dessous) : LA correspond à lavande et TIN à thym.

LA-TIN CITRONNÉ POUR LES ÉLÈVES

Un conditionnement par les essences aromatiques assure le succès scolaire.

10 ml d'huile de jojoba
3 d'HE de citron
1 d'HE de lavande vraie
1 d'HE de thym à linalol

- Mélangez les ingrédients dans un petit flacon. L'élève peut l'emporter avec lui et l'inhaler au moment de passer son évaluation ou son examen. Nous vous conseillons d'en verser quelques gouttes sur un mouchoir en papier que l'élève peut glisser dans sa poche de chemise, son soutien-gorge ou sa trousse.
- Jetez-le après l'examen afin de ne pas perturber le principe du couplage matière scolaire-fragrance.

Cuisine aromatique

La plupart des enfants aiment aider à la cuisine. Ils jouent volontiers avec le rouleau à pâtisserie, le fouet, les petits moules et les pichets. Ils adorent remuer les sauces et pétrir la pâte.

Le plus santé : de précieuses huiles pour les plats

Cuisiner et préparer des gâteaux ensemble permettent de développer un rapport sain à la nourriture. Cette stimulation de la perception sensorielle est incontestablement plus efficace et profitable que les jeux virtuels. Grâce à la bonne cuisine aromatisée, nous dégustons avec plaisir les substances végétales secondaires précieuses qui composent de nombreuses huiles essentielles (monoterpènes et phénols). Comme certaines vitamines, elles ont une action régénérante en cas d'inflammation et de problèmes de peau, et peuvent renforcer les défenses immunitaires. Enfin, les huiles essentielles éduquent notre goût aux arômes naturels, qui sont de plus en plus remplacés par des arômes synthétiques bon marché et mensongers dans les aliments transformés. De nombreux plats peuvent être enrichis avec des huiles essentielles précieuses et des huiles végétales grasses. Elles sont utiles pour les enfants de tous les âges et peuvent varier avec les fruits et légumes de saison.

Utilisez toujours des huiles essentielles alimentaires bio. Les recettes suivantes ont toujours été appréciées par nos enfants. Elles sont prévues pour quatre personnes.

GÂTEAU À LA NOIX DE COCO

Un gâteau sans œuf, que vos enfants peuvent vous aider à préparer !

4 tasses de farine d'épeautre
2 tasses de sucre brun
1 tasse d'huile de coco fondue au bain-marie
1 tasse d'eau minérale
¾ tasse de poudre de cacao (sans sucre)
1 sachet de poudre à lever
15 gouttes de notre préparation d'huiles essentielles à l'orange (p. 136)
Sucre en poudre à saupoudrer éventuellement

- Mixez les ingrédients secs.
- Ajoutez l'huile de coco et l'eau minérale. Incorporez la préparation d'huiles essentielles.
- Versez dans un moule à kouglof et faites cuire au four 35 à 40 minutes à 175 °C (th. 5-6).
- Laissez refroidir avant de saupoudrer à discrétion de sucre en poudre.

MUSLI DE LA BONNE HUMEUR

Délicieux au petit déjeuner ou comme dessert.
L'huile de lin apporte de précieux acides oméga 3.

200 g de flocons d'avoine
20 g d'amandes finement pilées
20 g de noix de coco râpée
20 d'huile d'argan torréfiée ou d'huile de noisette
20 d'huile de lin très fraîche
250 ml de jus d'orange ou de multifruits
250 g de yaourt
1 pomme et 1 banane coupées en dés
1 tasse de baies (surgelées)
5 d'HE d'orange douce (alimentaire)
5 d'HE de vanille (alimentaire)
Éventuellement du sirop d'agave ou du miel
Éventuellement de la crème chantilly ou de la poudre de cacao

- Mélangez les flocons d'avoine, la poudre d'amande et de noix de coco avec l'huile d'argan ou de noisette, l'huile de lin, le jus de fruits et le yaourt.
- Ajoutez les autres ingrédients en remuant, puis laissez reposer 15 minutes. Le musli doit presque goutter de la cuillère. Les flocons d'avoine absorbent plus ou moins de liquide. Ajoutez du yaourt ou du jus de fruits si nécessaire.
- Sucrez à discrétion avec du miel ou du sirop d'agave. Garnissez éventuellement de crème chantilly et de poudre de cacao.

FROMAGE BLANC LUMINEUX

Le nom de ce dessert s'inspire de sa couleur orangée et lumineuse : l'huile d'argousier a une couleur soutenue.

500 g de fromage blanc maigre
25 d'huile d'argousier
25 d'huile d'argan torréfiée ou d'huile de noisette
Jus d'une orange
1 orange (ou pomme, banane, fraises) coupée en petits morceaux
2 d'HE de mandarine rouge (alimentaire)
5 d'HE de vanille (alimentaire)
Éventuellement du sirop d'agave ou du miel

- Mélangez les ingrédients avant de sucrer à discrétion avec du sirop d'agave ou du miel.

RECETTE D'HUILES ESSENTIELLES À L'ORANGE

Cette préparation permet d'aromatiser biscuits, tisanes, fromage blanc, yaourt, lait (végétal), etc.

8 ml d'HE d'orange douce (alimentaire)
40 d'HE de vanille (alimentaire)
15 d'HE de cédrat ou de citron (alimentaire)
2 d'HE de gingembre, distillée (alimentaire)
1 d'HE d'écorce de cannelle (alimentaire)
Flacon (10 ml)

- Mélangez les ingrédients dans un flacon.
- Versez 10 à 15 gouttes de cette préparation dans les gâteaux ou biscuits, 5 gouttes dans 500 g de fromage blanc, 1 goutte sur 250 ml de crème chantilly ou 2 gouttes dans du sirop d'agave pour sucrer les salades de fruits et les desserts.
- Cette préparation peut aussi être diffusée dans une lampe aromatique.

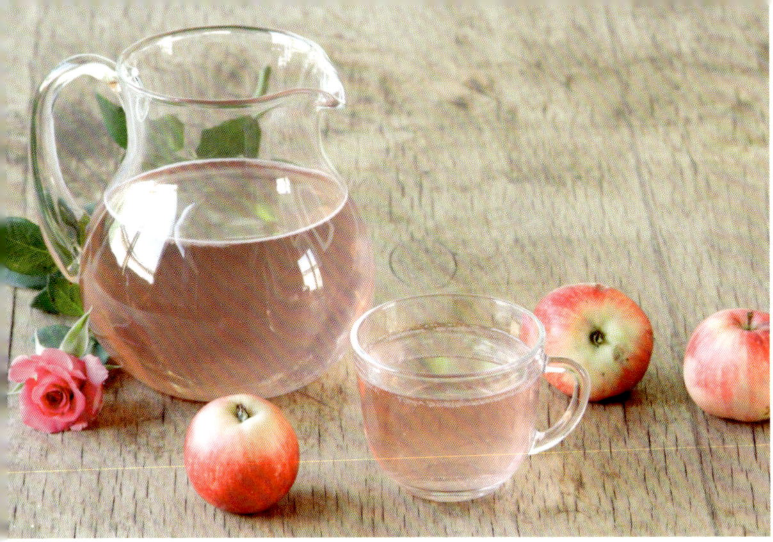

Cette délicieuse boisson convient aussi bien aux jeunes coquins qu'aux petites espiègles.

JUS DE POMME À LA ROSE

Cette boisson rafraîchissante est adaptée aux chaudes journées d'été, aux barbecues et fêtes d'anniversaire. L'hydrolat de rose lui confère une note orientale.

750 ml de jus de pomme naturellement trouble
250 ml d'eau minérale
1 c. à s. d'hydrolat de rose (alimentaire, sans alcool)
1 tige de mélisse citronnelle

- Mélangez le jus de pomme, l'eau minérale et l'hydrolat de rose dans une cruche. Ajoutez la tige de mélisse citronnelle.

LIMONADE DES PETITS COQUINS

Cette boisson non sucrée très saine est une véritable explosion de goûts.

70 ml de jus de pomme naturellement trouble
20 ml de sirop de framboise bio préparé avec de vraies framboises
10 ml d'hydrolat de rose (alimentaire et sans alcool)
1 goutte d'HE de cédrat ou de citron (alimentaire)
5 gouttes d'HE de vanille (alimentaire)
Environ 1 l d'eau minérale plate ou légèrement pétillante

- Mélangez les huiles essentielles avec le sirop de framboise, ajoutez l'hydrolat et le jus de pomme.
- Versez dans une jolie cruche en verre et ajoutez l'eau.

SUCRE À LA FÈVE TONKA

Pour sucrer les tisanes, le jus de pomme chaud, les gaufres, les biscuits et les gâteaux.

200 g de sucre de canne brut
10 gouttes d'extrait de fève tonka (alimentaire)
8 gouttes d'HE de cacao (alimentaire)
5 gouttes d'HE de vanille (alimentaire)
3 gouttes d'HE d'orange douce et 1 goutte d'HE de cannelle (alimentaires)
Pot hermétique en verre
Évent

- Versez les huiles essentielles dans le pot et mélangez.
- Ajoutez le sucre et secouez bien. Mélangez une nouvelle fois avec une cuillère.

Quelle huile ? Quand ? Comment ?

Les recettes de ce livre sont adaptées à l'âge de nos enfants. Inspirez-vous-en pour créer vos préparations « maison ».

Diluez toujours les huiles !

Âge	Huiles essentielles	Particularités
Dès 0 an : dilution de 0,1 à 0,5 %	Benjoin	
	Bois de Hô	
	Camomille romaine	
	Fenouil	Uniquement pour masser le ventre. Ne pas dépasser 0,2 %.
	Lavande vraie	
	Mandarine rouge	
Dès 1 an : dilution de 0,5 à 1 %	Bois de Hô	
	Cajeput	Ne pas dépasser 0,5 %.
	Camomille romaine/ allemande	
	Carotte sauvage	
	Cèdre de l'Atlas	
	Ciste	
	Hélichryse italienne	Alternative : employer l'hydrolat.
	Manuka	
	Thym à linalol	
Dès 3 ans : dilution de 1 à 1,5 %	Citron	
	Épicéa de Sibérie	
	Mélisse	
	Menthe citronnée	
	Orange douce et sanguine	
	Racine d'angélique	

Âge	Huiles essentielles	Particularités
Dès 6 ans : dilution de 1,5 à 2 %	Menthe poivrée	
Dès la puberté : dilution de 1,5 à 2,5 %	Géranium rosat	
	Sauge (pauvre en cétone)	Ne pas dépasser 0,2 %.
	Sauge sclarée	
	Ylang-ylang	

Dosages : équivalences

Dosage	1 c. à s. / 10 ml Huile végétale	2 c. à s. / 20 ml Huile végétale	3 c. à s. / 30 ml Huile végétale	5 c. à s. / 50 ml Huile végétale
0,1 %				1
0,5 %	1	2	3	5
1 %	2	4	6	10
2 %	4	8	12	20
3 %	6	12	18	30

Recommandations d'usage en France
Quelques huiles essentielles utilisables chez l'enfant*

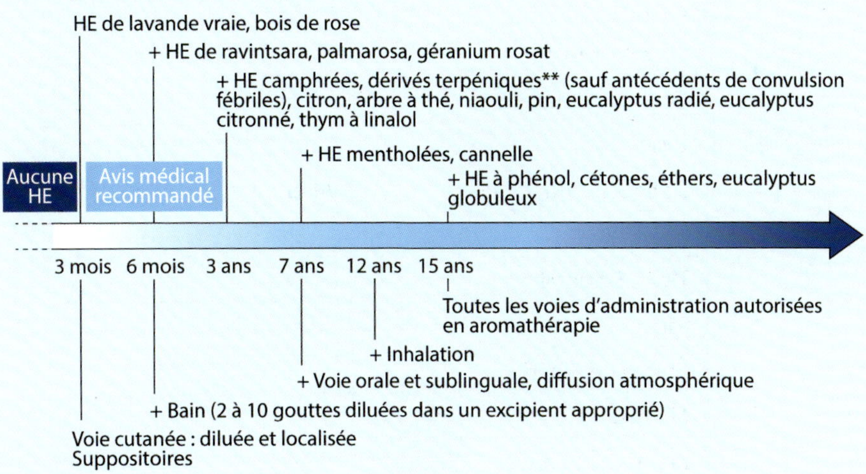

* À titre indicatif.
** Dérivés terpéniques définis par l'ANSM : camphre, cinéole, niaouli, thym sauvage, terpinol, terpine, citral, menthol, huiles essentielles d'aiguille de pin, d'eucalyptus et de térébenthine.

Mon équipement de base

Avec peu d'ingrédients et d'ustensiles, vous pouvez apporter un soulagement certain à votre enfant.

HUILES ESSENTIELLES

Lavande vraie
• Piqûres d'insectes, démangeaisons, brûlures, soins de la peau

Bois de Hô
• Toux, rhumes, soins de la peau

Manuka
• Mycoses, démangeaisons, dermatite, états grippaux

Citron et mandarine rouge
• Nausées, pour redynamiser

Cajeput
• Otites, cystite, douleurs de croissance, toux

HYDROLATS

Hydrolat de rose
• Peau du nourrisson, démangeaisons, brûlures, conjonctivite, piqûres d'insectes

Hydrolat d'hélichryse italienne
• Contusions, hématomes

HUILES VÉGÉTALES ET ALCOOL

Huile d'olive
• Pour confectionner tout type d'huiles pour le corps

Huile de coco
• Pour éloigner les insectes et la confection de baumes

Vodka/alcool de blé
• Pour confectionner des sprays d'ambiance et des roll-on

RÉCIPIENTS

• Bouteilles et flacons vides de 20, 30 ou 50 ml, évent avec un pulvérisateur
• Boîtes en verre hermétiques vides
• Applicateurs à bille vides

AUTRES USTENSILES

Lingettes en tissus, draps, torchons et serviettes qui ne servent plus

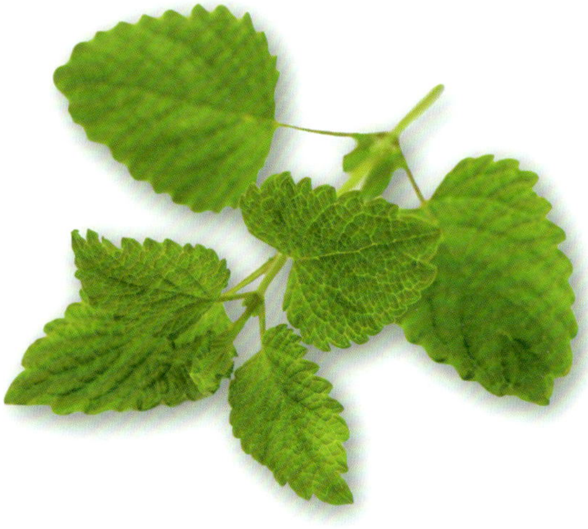

Biographies et crédits iconographiques

Depuis 2016, Sabrina Herber et Eliane Zimmermann ont développé ensemble le projet aromaMAMA, un site et un magazine en langue allemande, à destination de parents à la recherche de conseils pour soulager rapidement les petits maux de leurs enfants.

Sabrina Herber

Son arrière-grand-mère l'a initiée très jeune aux vertus médicinales des plantes. Plus tard, elle a suivi une formation en aromathérapie et, depuis 2002, dirige des formations adaptées aux soignants. En 2008, elle a fondé en Allemagne sa propre école d'aromathérapie et de soins. Elle y donne des cours à des aides-soignants, des praticiens de santé et des médecins. Elle a publié plusieurs ouvrages et anime un blog.

Eliane Zimmermann

Elle est née et a passé son enfance en Amérique du Sud. Après des expériences professionnelles dans le milieu médical en tant qu'aide-soignante, elle a suivi une formation en aromathérapie. Depuis 1992, elle propose des formations en Allemagne ainsi qu'en Irlande. Elle a publié de nombreux livres ainsi que des contributions sur les huiles essentielles. Elle anime également le premier blog de langue allemande traitant de l'aromathérapie.

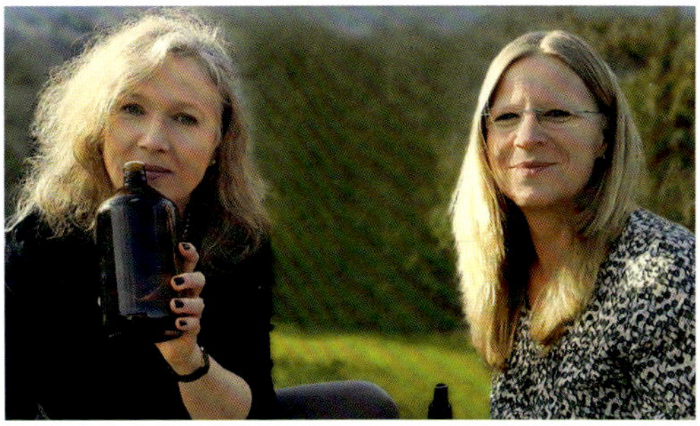

Crédits iconographiques

Toutes les photos sont de Heike Schmidt-Röger, à l'exception de : AmyLv/Shutterstock.com : 16 ; Aniana/Shutterstock.com : 35 ; Anna Kraynova/Shutterstock.com : 78 ; Botamochy/Shutterstock.com : 124 ; Claudio Divizia/Shutterstock.com : 15 ; Conrado/Shutterstock.com : 66/67 ; DoryF/Shutterstock.com : 26 ; Genadi Dochev/Shutterstock.com : 8, 50 ; Grigorii Pisotsckii/Shutterstock.com : 28 ; HardheadMonster/Shutterstock.com : 32 ; Hecker, Frank : 22 ; Herber, Sabrina : 31 ; inacio pires/Shutterstock.com : 27, 41 ; Iness la luz/Shutterstock.com : 54 ; JurateBuiviene/Shutterstock.com : 40 ; LianeM/Shutterstock.com : 110 ; Loeper, Ulrich : 68, 132 ; MaIII Themd/Shutterstock.com : 39 ; MAR007/Shutterstock.com : 137 ; Maxal Tamor/Shutterstock.com : 34 ; MMCez/Shutterstock.com : 6 ; momanuma/Shutterstock.com : 29 ; MRutherford/Shutterstock.com : 37 ; Nikolay Kurzenko/Shutterstock.com : 23 ; nitinut380/Shutterstock.com : 30 ; Oksana Shufrych/Shutterstock.com : 38 ; Pattawin/Shutterstock.com : 127 ; Paya Mona/Shutterstock.com : 12 ; Sergey Didenko/Shutterstock.com : 36 ; Skyprayer2005/Shutterstock.com : 25 ; SteffenHauser/Botanikfoto : 33, 128 ; Steidel, Niki : 141 ; Thaninee Chuensomchi/Shutterstock.com : 120/121 ; vesna cvorovic/Shutterstock.com : 122/123 ; Zimmermann, Eliane : 24, 104/105.

Illustrations des pages 2, 8 et 14 : Susanne Junker, Stuttgart.

Index

MIXTE
Papier issu de sources responsables
FSC® C007507

Édition originale
Titre original : *Aromatherapie für Kinder*

Édition française

Dépôt légal : septembre 2019
ISBN : 978-2-603-02689-2

Traduction : Sabine Boccador
Préparation, mise en pages : Dédicace, Villeneuve-d'Ascq
Relecture scientifique : Denis Richard
Couverture : IGS-CP
Achevé d'imprimé : septembre 2019
Impression : Graphycems, Espagne